# 轮瑜伽

## 筋膜疗愈全书

江铭　洪安琪——著

放松筋膜，
缓解酸痛，
增强肌力，
恢复全身健康！

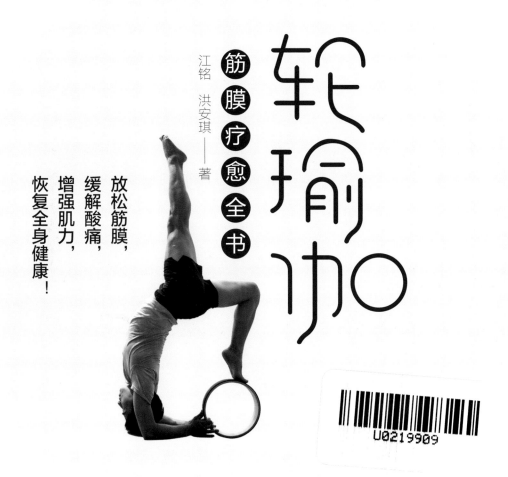

U0219909

中国轻工业出版社

**图书在版编目（CIP）数据**

轮瑜伽筋膜疗愈全书 / 江铭，洪安琪著. —北京：中国
轻工业出版社，2021.7

ISBN 978-7-5184-3473-2

Ⅰ. ①轮… Ⅱ. ①江… ②洪… Ⅲ. ①瑜伽 – 基本知
识 Ⅳ. ① R793.51

中国版本图书馆 CIP 数据核字（2021）第 070625 号

责任编辑：郭　娇　　责任终审：张乃東　　整体设计：锋尚设计
策划编辑：段亚珍　　责任校对：朱燕春　　责任监印：张京华

出版发行：中国轻工业出版社（北京东长安街6号，邮编：100740）

印　　刷：北京博海升彩色印刷有限公司

经　　销：各地新华书店

版　　次：2021年7月第1版第1次印刷

开　　本：889×1194　1/20　印张：8

字　　数：100千字

书　　号：ISBN 978-7-5184-3473-2　定价：68.00元

邮购电话：010-65241695

发行电话：010-85119835　传真：85113293

网　　址：http://www.chlip.com.cn

Email：club@chlip.com.cn

如发现图书残缺请与我社邮购联系调换

190132S6X101ZBW

从25岁起，人的身体就开始不断老化、衰退。除了皮肤老化、胶原蛋白流失、心肺功能下降、肌力耐力降低，还有骨质流失、内脏功能衰退、记忆力及免疫力衰退……

学会疗愈身体，善待它、倾听它，便是我们创作这本书的初衷。

三年前，《轮瑜伽从入门到精通》出版，很多读者通过那本书进行了系统的练习，了解了瑜伽轮的魅力，利用它来进行深度的后弯和平衡练习，收获了身体柔韧性和肌肉力量。而这本《轮瑜伽筋膜疗愈全书》更偏重于身体的疗愈层面，练习内容也是从颈部到脚趾，如果你的身体经常感觉僵硬和酸痛，那么你可以从中找到相应的练习来缓解。毕竟练习的目的是让身体更舒适，提高生活质量，而不是为了追求高难度体式。

本书适合初学者和身体有功能性病痛的朋友，也可以作为大强度练习之后的补充缓解。本书同样适合高阶练习者，因为有些体式如深度后弯和轮上蝎子式，还是很有挑战性的。本书依然延续上一本书的形式，练习以小序列的形式呈现。你可以先分别练习书中的单个体式，等熟悉之后再将它们串联起来，当遇到有难度的体式时，也可以先暂时跳过，随着练习的深入再慢慢加入。

轮瑜伽的核心是"平衡"。平衡来自于各个层面，阴阳的平衡、左右的平衡、上下的平衡、内外的平衡……只有找到了各个层面的平衡，身体才能成为一个和谐的整体，能量才能自由流通。

刚开始练习时，你可能觉得瑜伽轮是一个"挑战"，因为它能让你看到自身的不平衡、不和谐。但最终，它会成为你练习道路上、甚至是生活上的"朋友"。因为它会让你养成保持觉知的好习惯。

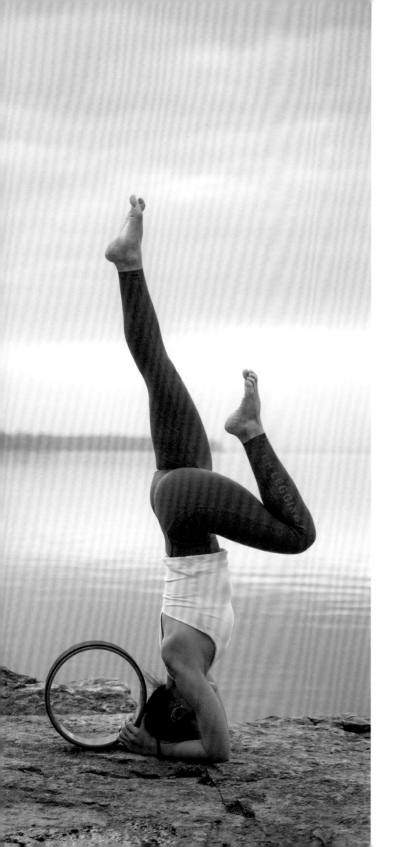

# 目录

第

## 1

章

## 轮瑜伽与筋膜疗愈

第

# 2

章

## 脊柱疗愈

第

# 3

章

## 肩胛带疗愈

第

# 6

章

## 补充运动方案

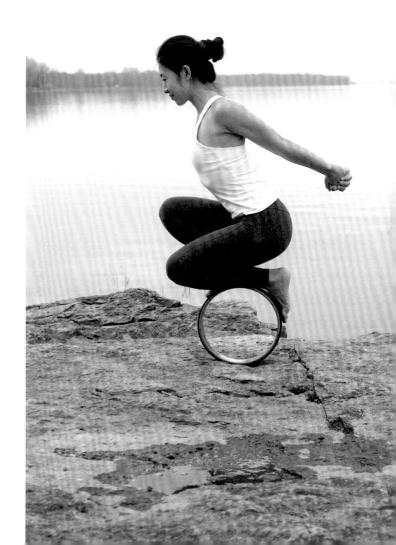

# 轮瑜伽与筋膜疗愈

筋膜疗愈，就是借助一些特定的运动方式，通过肌肉的来回收缩和放松，给僵硬的筋膜"补水保湿"，让其中的基质能够自由流动，从而使筋膜能够维持良好的组织代谢，保持健康弹性。

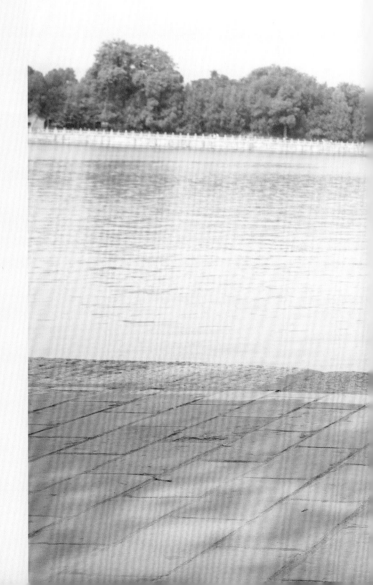

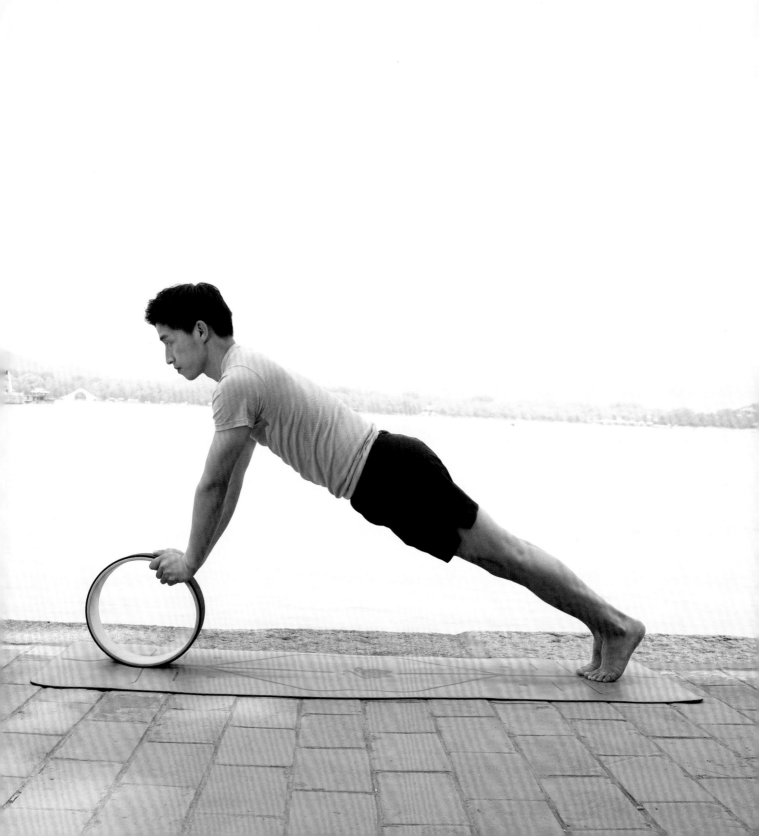

# 筋膜疗愈不单单意味着"放松"

近几年，"筋膜"这个词越来越频繁地出现在大众的视野之中，相关研究也越来越多。到底什么是筋膜？

简单来说，筋膜是一种贯穿全身、包绕着肌肉、肌群、血管与神经的结缔组织，作用是为身体提供保护和支撑，被认为是软组织的骨架，因此也被称为"第二骨骼"。

筋膜分为"浅筋膜""中层筋膜"和"深筋膜"。"浅筋膜"位于皮下，作为完整的一层包绕着身体各部，对位于深部的肌肉、血管、神经有一定的保护作用。中层筋膜位于浅筋膜和深筋膜中间，包裹肌肉。深筋膜位于浅筋膜深面，包围着躯干和四肢，并向深面形成鞘状结构，包绕着肌肉、肌群和神经血管。

筋膜的主要成分是"基质"，由胶原纤维和弹性纤维构成，可以将其理解为一种能在液体和固体之间来回变动的"胶体"。当这种基质从液态转为胶质时，筋膜就变得发紧，而它的黏度在很大程度上跟温度和运动有关。冲完热水澡，身体会感到舒展。同样，当身体因运动而产生热量时，基质更偏向于液态，筋膜组织中的流体越多，肌肉扩展的余地就越大。这也是在久坐或久卧之后，身体会感到僵硬的原因。

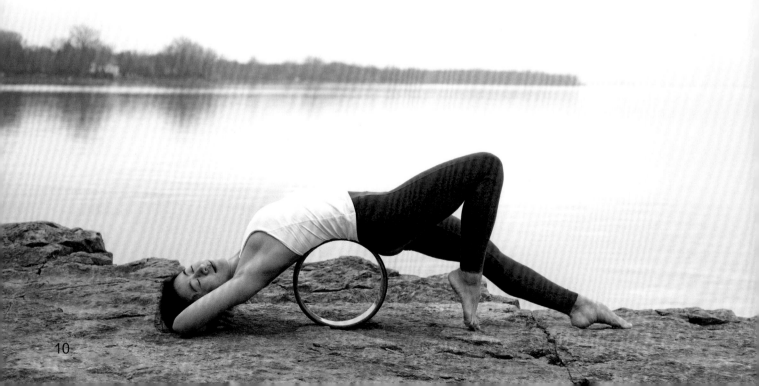

筋膜会因为我们反复做同一个动作而变得僵紧，如果老做偏向一侧的动作，该侧也会变得僵紧。现代人由于缺乏运动或长期无意识地保持不良姿势，很容易导致筋膜僵紧而出现健康问题。例如，长期把单肩包背在一侧，会让该侧肩膀的肌群长期处于紧张状态，筋膜僵紧，肌肉无法活动伸展，最终导致骨骼变形，脊柱侧弯，身体出现疼痛、肌力下降、肌肉柔软度下降等问题。在筋膜中，还有毛细血管、淋巴和很多神经通行，筋膜出现问题也会对它们产生影响。

有很多原因可能造成筋膜损伤，导致发炎，最常见的是慢性劳损。长期睡眠不足、习惯性不良姿势、强直性脊柱炎等都会导致肌筋膜劳损，甚至连感冒所致的全身筋骨痛也是筋膜发炎的急性反应。

现代人常见的肩颈僵硬、腰酸背痛，也跟筋膜不舒展有关。可以将筋膜想象为身体中的"河道"，里面的"水流"畅通，身体才会好。若筋膜功能有障碍，就会失去弹性，严重时甚至可能导致器官下垂。

筋膜疗愈，是针对身体疼痛部位的科学疗愈，它遵循"主被动结合"的原则，与运动按摩类似，既能让练习者发现自身的不平衡，又能实现自我疗愈。

筋膜疗愈同时作用于浅筋膜和深筋膜。当位于皮下的浅筋膜缺水时，皮肤上可能会出现暗疮、黑斑和皱纹，水分若充足，皮肤自然健康有光泽。但是随着年龄的增长，水分减少，筋膜收缩，皮肤就会发干。因此，筋膜疗愈也有助美容养颜。

很多人对筋膜疗愈的理解停留在"放松"上，但研究表明，筋膜也能够像肌肉一样主动收缩。因此，除了要放松筋膜之外，也要对其进行适当的刺激，以增加它的弹性和力量。"放松"与"刺激"，二者缺一不可。

本书的目的就是通过轮瑜伽练习，在放松全身筋膜的同时，刺激衰弱的肌肉群及包绕它们的筋膜，使其重新恢复弹性和力量，让身体柔韧、平衡。

# 瑜伽及瑜伽辅具在筋膜疗愈中的作用

有人可能会认为，想要放松，常去做按摩就好，何必费时费力去做瑜伽呢？

事实上，按摩确实能够被动缓解肌肉疲劳，但却不能有效刺激筋膜、唤醒肌群。而通过瑜伽体位法和筋膜放松，能够有效舒展、滋养有问题的筋膜。各种前弯、后弯和扭转的体式也能够帮助维持全身筋膜基质的液体状态，维护筋膜质量。

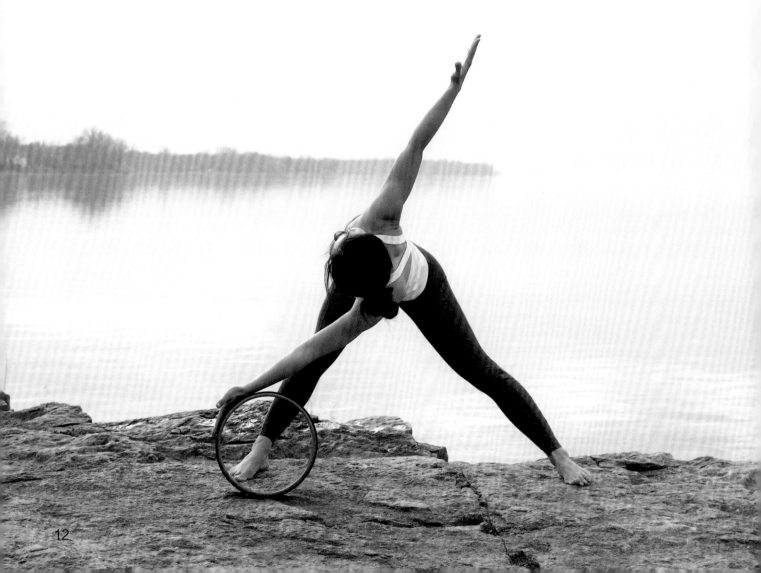

想要更有效地进行筋膜疗愈，可以在瑜伽体位法的基础上借助各种辅具，如瑜伽抱枕、瑜伽轮、瑜伽砖、瑜伽墙绳等。在本书中，我们主要借助瑜伽轮，瑜伽轮的高度可以增加伸展的深度；瑜伽轮的圆形设计具有不稳定性，能够更好地刺激深层筋膜，增强筋膜的韧性和弹性。

另外，在每个序列的末尾，都有一个利用泡沫轴或筋膜球完成的筋膜放松术，用来对练习过的部位进行更精准的放松和疏解，避免乳酸堆积，防止肌肉酸痛。针对某些部位，我们选择的是阴瑜伽这样静态的方式来放松筋膜；而另一些部位，我们用泡沫轴或筋膜球来滚动，动态放松。泡沫轴的面积较大，适合大面积的放松，而筋膜球面积较小，更为精准深入。筋膜一受到刺激就会收缩，而筋膜一放松，基质就会回流，在这样的一收一缩中，全身筋膜都得到了锻炼。

除了身体层面的练习和放松，与其他运动相比，瑜伽还有助于我们培养觉知，改变过去无意识的状态，改变旧有的生活习惯和模式，对身体发出的信号不再后知后觉，而是能够时刻调整自己的身心，做到"活在当下"，达到改善生活的目的。

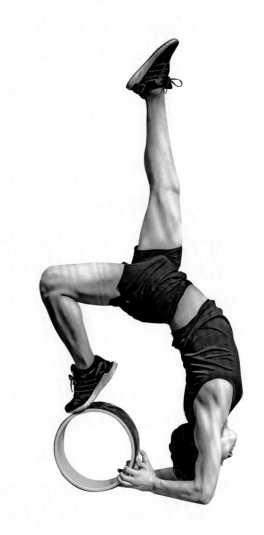

# 本书使用指南

　　人体的脊柱、肩胛带、骨盆带和四肢等部位最易通过轮瑜伽来疗愈，本书的第二~五章就分别对应这四个部位，针对现代人容易发生的身体问题，分别设计了七个疗愈序列，目的在于放松这些部位容易僵紧的筋膜，强化易衰弱的肌群，缓解酸痛和其他不适，任何人都可以用于日常练习和保健。

　　本书的最后一个章节列出了一些常见的病症，并针对这些病症设计了针对性的理疗方案，有相关问题的人可以着重练习。

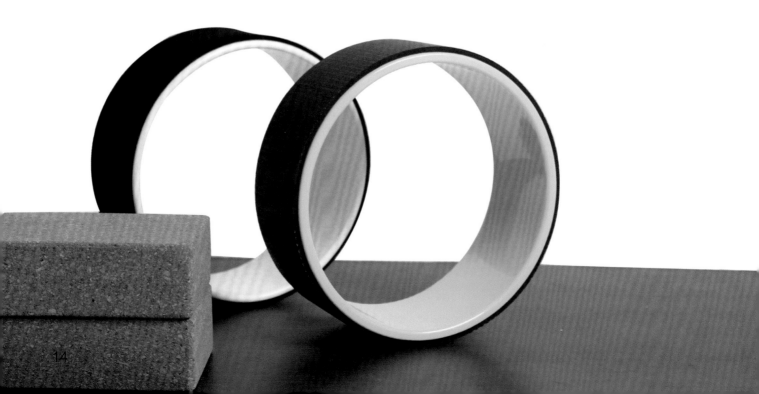

## 准备用具

- 一张弹性适中的瑜伽垫
- 一套舒适的瑜伽服
- 两个大小合适的瑜伽轮
- 一套筋膜球（不同大小尺寸）
- 一个泡沫轴
- 两块瑜伽砖

## 注意事项

#### 配合呼吸[1]

在瑜伽练习中，呼吸配合体式是至关重要的。一般情况下，人类每分钟呼吸16~20次，也就是说一天一夜要进行23040~28800次呼吸。

本书中序列练习的重要步骤都提示"吸气"或"呼气"，在体式串联时，不要忘记遵循这些规则。在练习中，千万不要憋气。另外，除特殊提示外，要一直用鼻子吸气和呼气，不要用嘴巴。在某个体式停留时，可以在脑中默念"吸气、呼气"，有助于平静头脑，专注于身体的感受。

---

[1] 本书中所有的吸气和呼气都是在身体自然放松的状态下进行的，如果某一个体式不能在一次吸气或呼气的过程中完成，可遵循自身的感受自由呼吸。——编者注

## 保护脆弱的关节

关节就像是骨骼间的轴承，长年累月的使用会产生磨损，运动时更需要多加保护，否则磨损会加速。膝关节、腕关节和脊柱间的关节都属于脆弱易损的部位，在瑜伽练习时要多加注意，不要超伸、过度挤压或者因为肌肉无法启动而让关节代偿。

大家在进行序列练习时要仔细阅读把握，不要看了图片就盲目练习，否则不仅达不到疗愈的目的，还可能导致关节受损。

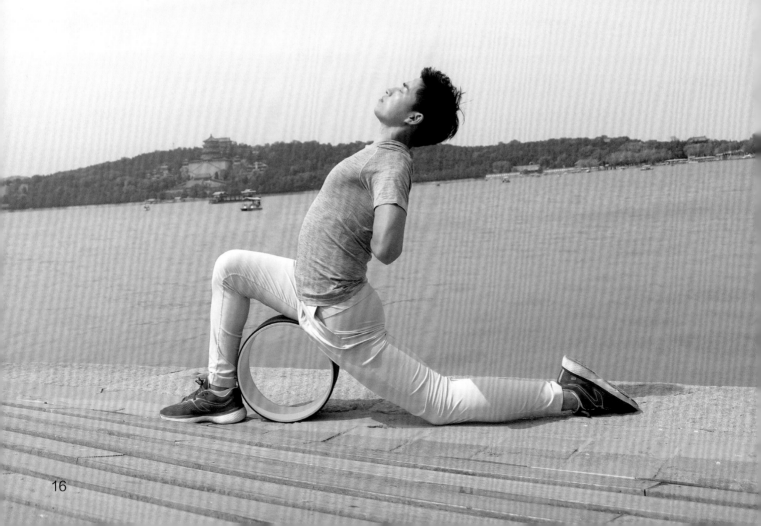

● 循序渐进，量力而行

本书中大多数序列的练习都是以疗愈为目的，强度适中，但标注"强化"或"挑战"字样的序列强度较大，需要大家根据自身状态量力而行，有需要的时候请寻求身边亲友的辅助，不要勉强自己。必要时，也可以先跳过某一两个较难的动作，在打好力量和柔韧性的基础上再去挑战有难度的体式。

● 培养觉知

瑜伽练习的最终目的是达到身体、气息、精神、情绪、心理等各个层面的和谐。体位法看上去只是身体层面的运动，但在练习过程中，只有带着"觉知"，才能达到更深层的效果。

"觉知"包含着很多内容：意识到身体在做什么样的动作、呼吸是否和动作相配合、头脑中默数呼吸的次数和长短、身体部位的感觉、气息的流动，以及练习过程中头脑里掠过的各种念头等。

有的人可能会说："我只是想要疗愈身体的病痛，精神层面无所谓。"但事实上，很多身体的病痛是无法独立于头脑而被治愈的，而且很多疾病只是头脑中疾病的反应罢了。这也是瑜伽理疗的另一个层面：让不停跳跃的头脑平静下来，熄灭因各种负面情绪而滋生的苦恼，然后很多因为精神困扰而带来的病痛便会不药而愈。

● 哪些情况不能使用瑜伽轮

如果患有心血管疾病、慢性疼痛、骨折、骨质疏松、类风湿性关节炎、静脉曲张等疾病，请在练习前咨询医生或治疗师。

孕期女性请在练习前咨询医生。

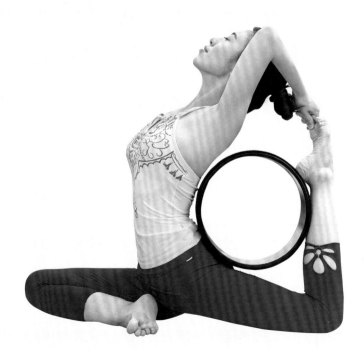

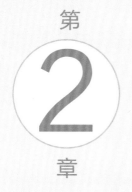

第

# 2

章

# 脊柱疗愈

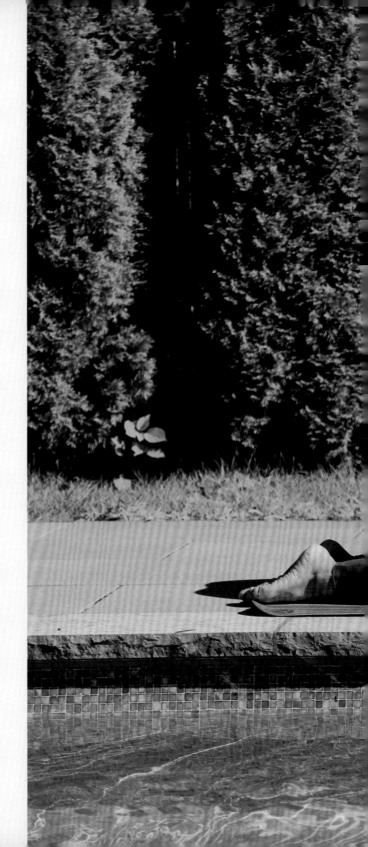

　　脊柱是人体的重要支柱，可分为颈椎、胸椎、腰椎、骶椎和尾椎，每一段都有其自然曲度，脊柱一旦弯曲错位，就可能会压迫神经导致身体各部位机能减退或产生病变，由此可见脊柱对人体正常运转特别重要。

　　在脊柱各部分中，颈椎是最脆弱的部位，很容易因承压而受伤。胸椎因为有肋骨腔的支撑，虽然不易受伤，但是容易僵紧，从而造成呼吸紧张。腰椎常发生的问题多是因久坐或坐姿不良而造成的曲度消失。因此，脊柱疗愈主要是增强胸椎的灵活度，同时加强颈椎和腰椎周围肌群的力量和柔韧性。

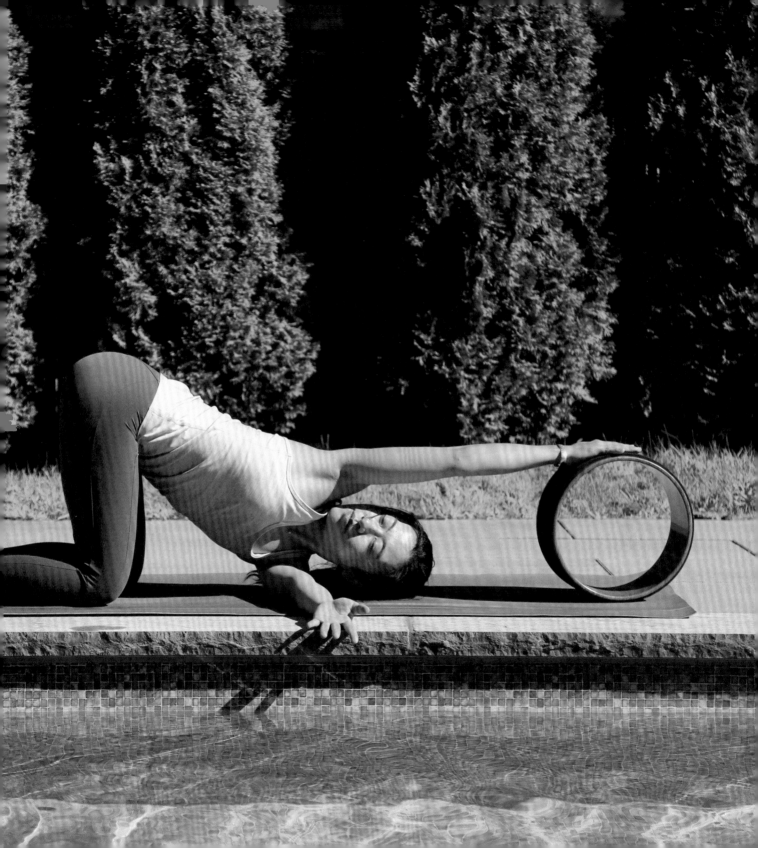

序列

# 改善腰椎僵直

如果你经常久坐，将身体摆在不当的位置上，那么你的臀部肌群与脊柱周围的竖脊肌很有可能会变得紧绷而虚弱，将骨盆拉离应有的位置，这会对臀大肌施予不必要的压力，并损及它的功能，造成骨盆向后倾斜。

想要解决因久坐而造成的脊柱强直等问题，就要尝试伸展腹直肌和髋屈肌。本序列的练习将帮助你恢复腰椎的灵活性，也会增强你胸椎的灵活性。

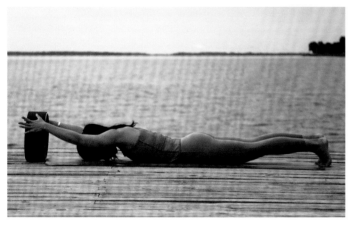

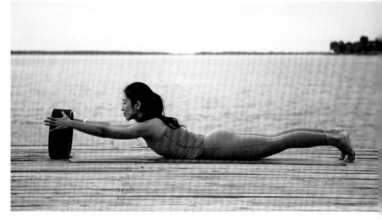

**1** 俯卧在瑜伽垫上，勾脚尖，脚跟向后蹬，收紧大腿前侧的肌群，让双膝微微离开地面。双手搭放在瑜伽轮上，手指分开，手臂伸直。颈部放松，额头落在垫子上。在这里进行几次胸式呼吸[①]，将气息引到上背部。

**2** 双手按瑜伽轮，抬起额头及上胸腔，耻骨向下压地，不要让腰部有压力。

**注意：** 不要过分仰头，颈部自然延伸即可。

---

① 胸式呼吸，即靠肋骨的侧向扩张来吸气，用肋间外肌上举肋骨以扩大胸廓。——编者注

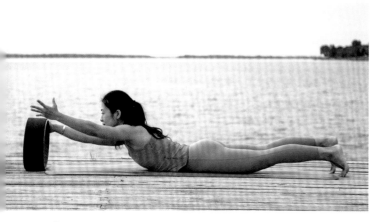

3 保持从脚跟到手指的力量不松懈，右手压紧瑜伽轮，将左手向前向上伸出，左侧肩胛骨区域发力，指尖向前延伸。

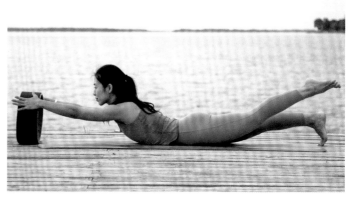

4 左手回到轮子上，左脚脚背绷直，向后向上伸出。上背部再向上抬得高一些。

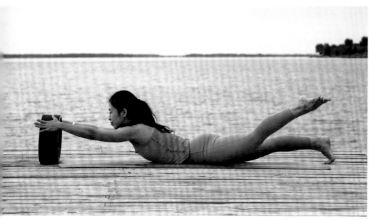

5 最后一个吸气时，将左腿向左侧伸出，并试着抬得更高。

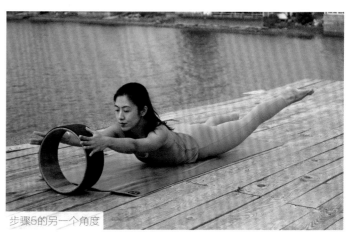

步骤5的另一个角度

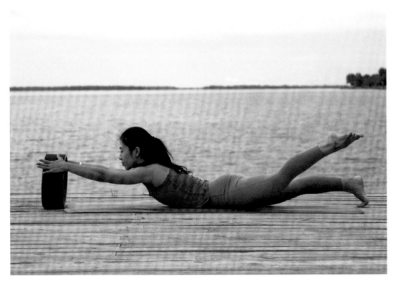

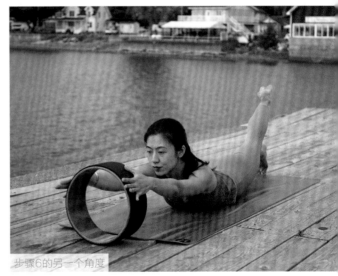

步骤6的另一个角度

6 呼气时，保持双臂稳定，转动左脚向右腿外侧延展拉伸，如果想加强练习效果，可适当让右髋向左移动后再伸展左脚。

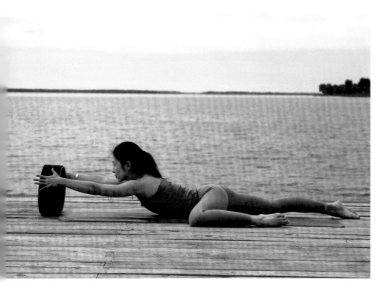

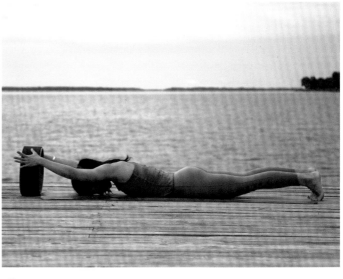

7 呼气时左腿落在地面上，左膝找左腋窝的方向，感受大腿前侧和内侧的伸展。

8 回到起始位置，放松几个呼吸，做反侧练习。

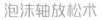

泡沫轴放松术

仰卧，双手托住头后侧，用泡沫轴上下滚动放松腰椎部位。

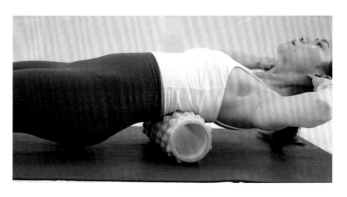

# ② 强化呼吸肌，改善呼吸能力

　　肋间肌位于每两根肋骨之间，主要作用就是帮助呼吸。吸气时，肋间肌收缩，膈肌顶部下降，同时胸廓横向扩张；呼气时，肋间肌舒张，膈肌顶部上升，并伴随胸廓横向收缩。锻炼肋间肌的弹性和力量，以及膈肌的升降能力，可以使呼吸变得更加深长和缓慢。

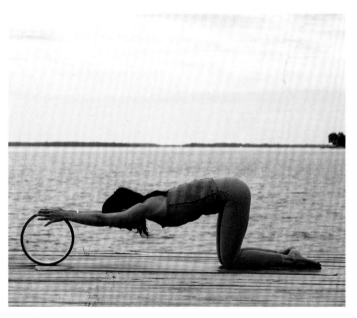

1 跪立在瑜伽垫上，脚背下压，大腿垂直地面，双手搭放在瑜伽轮上。微收尾骨，不要塌腰翘臀。

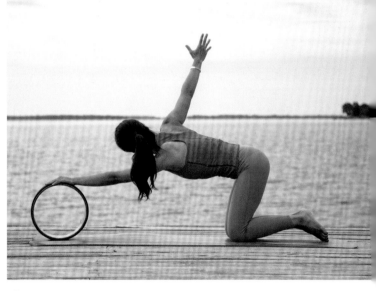

2 左手保持在瑜伽轮上，吸气时右臂向上打开，指尖向斜上方延伸，伸展右侧胸腔。

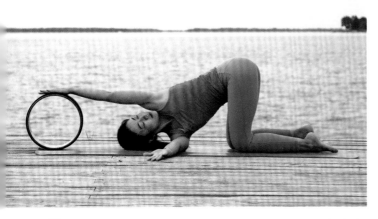 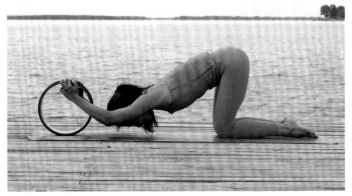

3 左手不动，右手穿过左腋窝伸向左侧，掌心朝上，将右侧后脑勺落在垫子上，从腰椎开始扭转整个脊柱。

4 收回右手，双手指尖抓住瑜伽轮的两侧外沿，屈臂向两侧展开，额头向下落，如果身体条件允许，可将额头落在瑜伽垫上。

注意：感受肩胛骨向两侧展开。在这里进行10次充分的3D式呼吸，即吸气到上背部，肩胛骨向两侧展开，肋骨向两侧扩展，呼气时肩胛骨向中心聚拢，两侧肋骨向中心收缩，启动肋间肌。

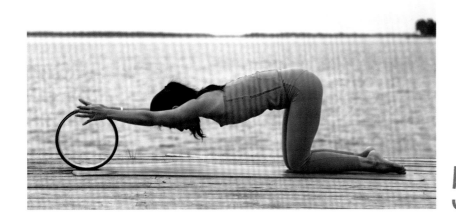

5 慢慢带起上身，延展脊柱。

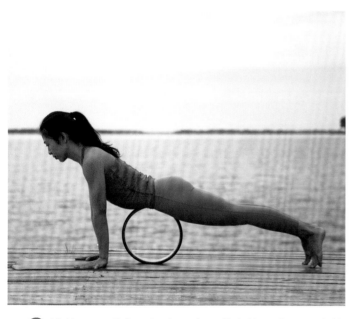

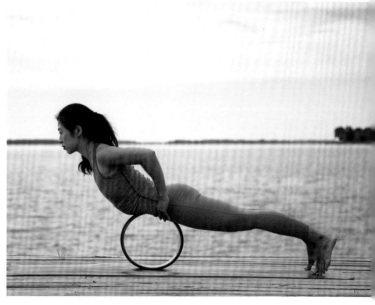

6 抬头，双手分开与肩同宽，落在垫子上，双肩位于双臂正上方，将瑜伽轮放在小腹的位置，勾脚尖，抬起膝盖，伸直双腿，来到平板支撑式。

7 脚跟向后蹬，启动臀肌和腘绳肌，将重心向后侧移动，慢慢依次将手放到髋部。

注意：展肩，启动背部肌群，肩胛骨内收，主动地扩展胸腔。头部自然向前延伸，保持5～10次胸式呼吸。

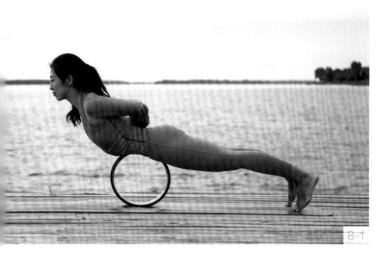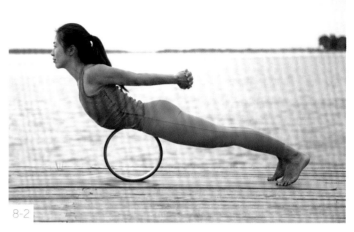

8-1    8-2

8 如果可以的话，双手到身体后侧互抱手肘，或者双臂伸直十指相扣将胸腔展开得更多。保持5～10次呼吸后，做反侧练习。

注意：双脚蹬地力量不能放松，尤其是大脚趾的位置，启动大腿后侧和臀部的肌群并保持稳定。收紧核心肌群，腰部后侧尽量放松一些。如果腰部感觉疼痛请立刻停止该动作。

泡沫轴放松术

仰卧屈膝，双手托住头后侧，用泡沫轴上下滚动放松胸椎部位。

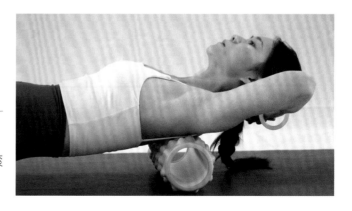

# ③ 颈椎强化，拯救"低头族" ①

　　如今，颈椎病（脖子痛、肩膀痛、上肢疼痛麻木）已成为现代人的常见病。本序列的练习针对长期久坐、弯腰弓背等，有助强化颈部后侧因长期紧张代偿而过弱的肌群，拉伸放松颈部前侧的肌群，让颈部问题得到改善。没有颈椎病的人练习一下也有很好的预防与保健作用，锻炼的次数和强度要因人而异，应循序渐进，可每天逐渐增加锻炼量。

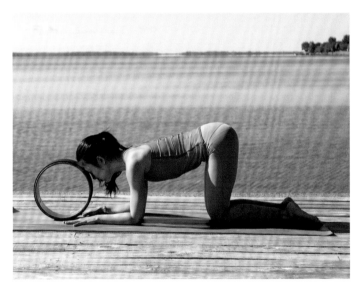

**1** 手肘支撑，跪立在瑜伽垫上，前额轻轻抵靠在瑜伽轮上，吸气时微抬头，呼气时微低头，让颈椎在舒适的范围内活动，刺激颈部肌群。

---

① 如锻炼后次日感到颈部酸痛、不适、发僵等，应适当降低锻炼的强度和频率，或停止锻炼，以免加重症状。——编者注

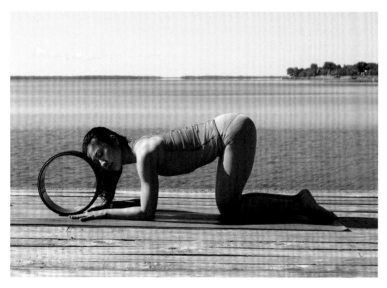

2 吸气时额头微微向左侧转动，右侧太阳穴贴靠瑜伽轮，呼气时回正。可以根据自己的呼吸节奏左右重复做2～3次。

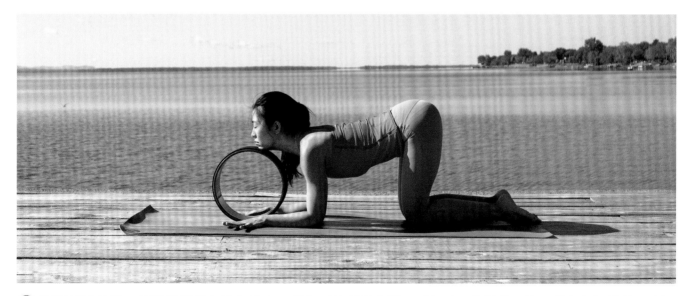

3 回到起始位置，将下巴抵靠在瑜伽轮上，吸气时头部微上扬，呼气时下颌微收，让颈椎在舒适的范围内活动，更多地刺激颈椎周围的肌群。

注意：如果感到刺痛，请立刻停止。

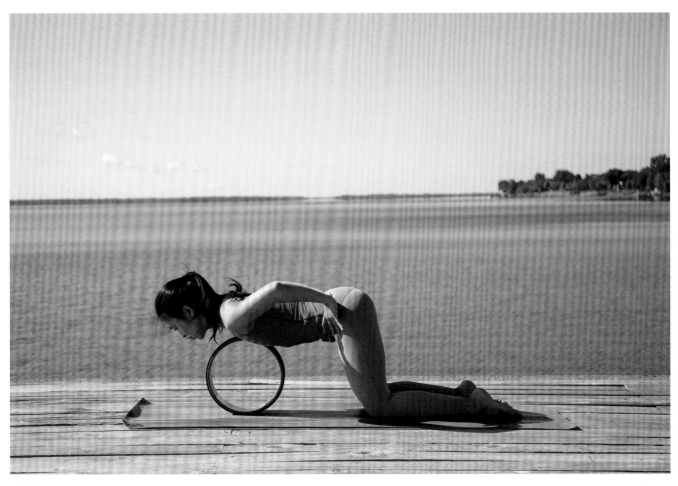

4 让瑜伽轮来到胸腔前侧，双手扶髋，头部悬空，以颈部独立支撑整个头部，并向前后左右四个方向缓慢移动，也可以做"米"字形运动。

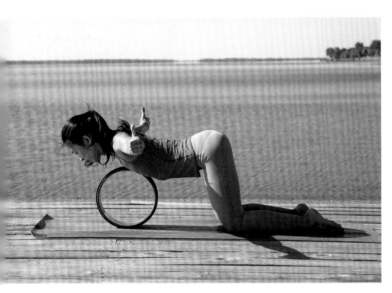

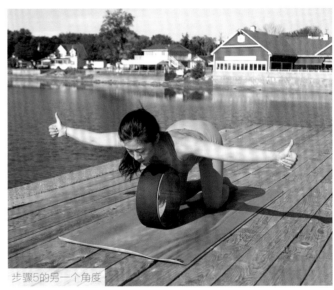

5 双臂向两侧展开，双手握拳，大拇指朝向上方，在强化颈部主要肌群的同时，菱形肌也得到了更好的锻炼。

步骤5的另一个角度

注意：如果下颌触碰瑜伽轮难度太大，可以将瑜伽轮放在胸腔位置。

筋膜球放松术

仰卧，将筋膜球放在颈部后方，吸气时头轻微后仰；呼气时低头，下巴靠近锁骨。上下滚动筋膜球，放松颈椎后侧肌群。

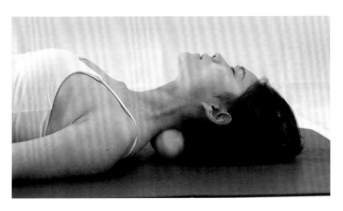

序列

# 4 脊柱侧屈灵活度练习

脊柱不仅能够前弯和后弯，还能进行大幅度的侧屈。其中，颈部和腰部的侧屈幅度可以达到35~45度，胸腔的侧屈幅度较小，但加强胸腔侧面的灵活度也是至关重要的，能够促进腰部的血液循环和消化系统的运转，舒展腋窝也可以促进腋下淋巴排毒。

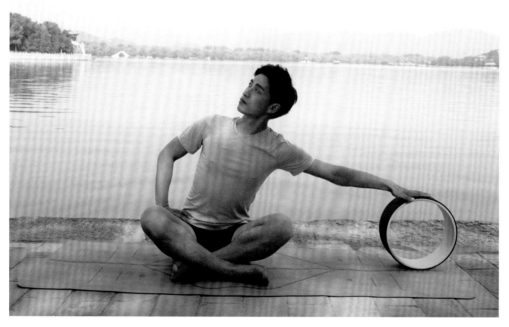

1 盘坐在垫子上，在右臀部不离开地面的情况下，左手将瑜伽轮推向远处，上半身轻微向左侧弯。右侧胸腔向上展开，头部转向斜上方。

**注意：** 此时左侧腰应该感觉主动收紧，但没有挤压感。

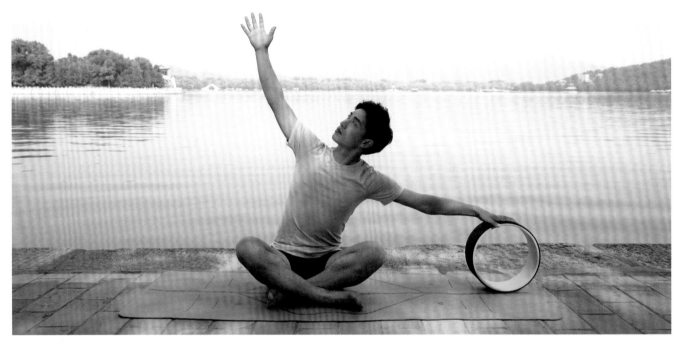

2 吸气，右手向斜上方伸出，头部转向手指方向。胸腔展开更多，保持5~10次呼吸。如果颈部感觉不适，双眼可以看向右下方或地面。

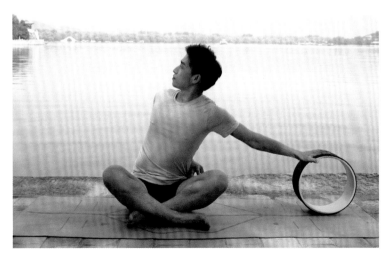

3 右手绕过背后，如果可以的话抓住左大腿前侧，让右侧胸腔向上翻转更多。够不到也没有关系，手背贴靠在腰部即可。

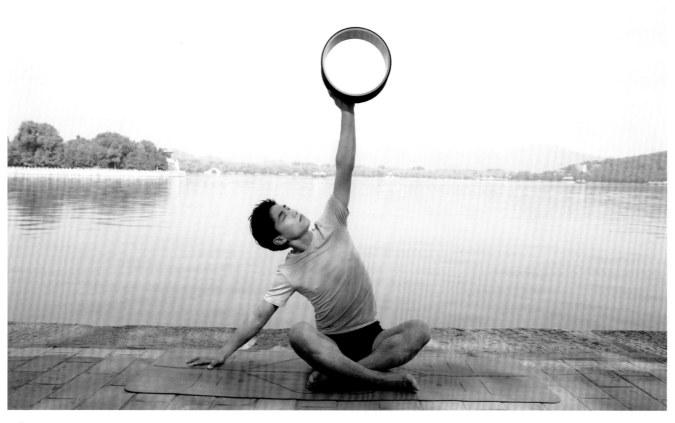

4 吸气时上半身回正，右手落在右侧的垫子上，左手抓住瑜伽轮上举，在正上方伸直手臂，右侧腰主动收紧，左侧腰拉长，注意左臀部贴实垫子。

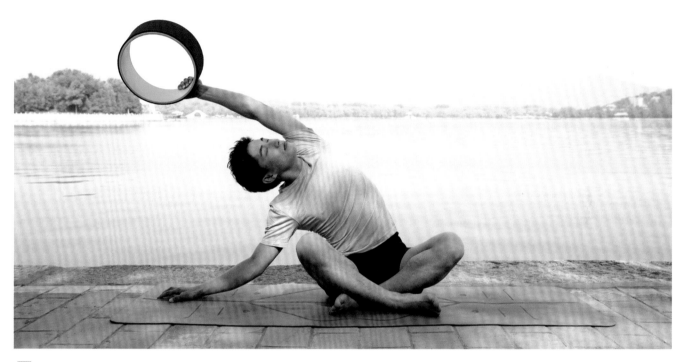

5 　如果可以，屈右臂，手肘尽量落地，左手带着瑜伽轮向右方伸展，左臂尽量贴左耳。然后做反侧。

泡沫轴放松术

　　侧卧，泡沫轴放在侧腰下方，先前后横向滚动，再上下轻轻滚动放松侧腰肌群。然后做反侧练习。

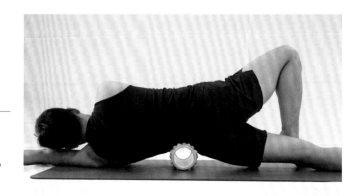

# ⑤ 轮上山式，延伸整个脊柱

很多人在做站立山式时找不到脊柱延伸的感觉，要么习惯性塌腰挺肋骨，要么含胸驼背。在这个序列的练习中，我们将两个瑜伽轮分别放在肩颈和脚踝处，瑜伽轮不稳定的弧形设计会激发人体的核心肌群，让人不自觉地收紧腹部，否则无法保持平衡。之后在做山式或平板支撑时，再去找脊柱延伸的感觉就轻而易举了。

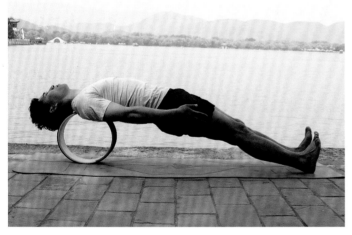

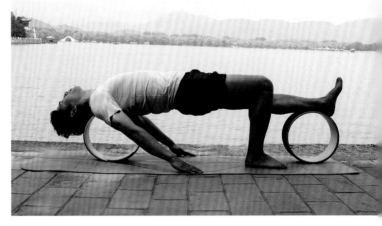

**1** 先坐立，将瑜伽轮放在身体正后方，仰卧时使瑜伽轮正好位于肩胛骨和颈部之间，让后脑勺舒服地落在轮上。勾脚尖，吸气时臀部离开垫子，只让后脚跟落在垫子上，去感觉脚跟与头向两个方向不停延伸。

**2** 呼气时让臀部落在垫子上，将另一个瑜伽轮放在左脚踝下方，右腿屈膝支撑，吸气时，再次抬臀部向上，让身体成一条直线。

**注意：** 颈部依然放松地落在轮上，不要有压力。

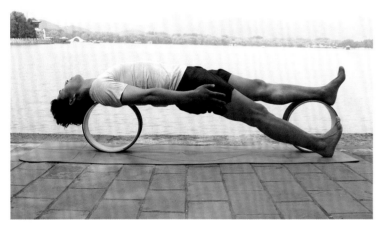

3 试着将右脚向前伸出，脚跟落在垫子上，双脚勾脚尖，双手并在体侧。这里难度增大了一些，一定要专注，稳定呼吸，保持平衡。

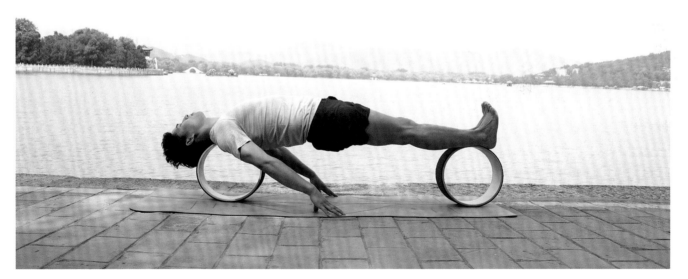

4 呼气，将臀部落在垫子上，调整瑜伽轮的位置，双脚都放在轮上，勾脚尖。吸气，先用双手支撑地面，将臀部抬离垫子，身体成一条直线，然后将双手并在体侧。

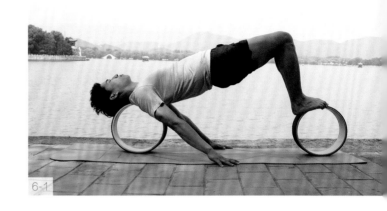

6-1

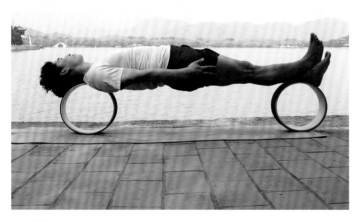

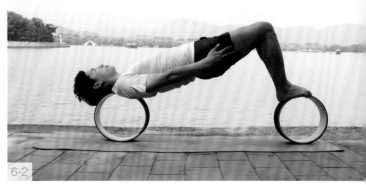

6-2

5 如果感觉稳定，可以尝试挑战将右脚搭在左脚脚踝上。

6 反复练习以上序列，核心力量会得到增强。如果感觉没问题，可以尝试挑战轮上桥式。屈膝，双脚脚心踩在轮上，抬高臀部，缩短两个瑜伽轮之间的距离。可以先用手支撑地面，熟练之后再做无支撑，一定要注意安全。

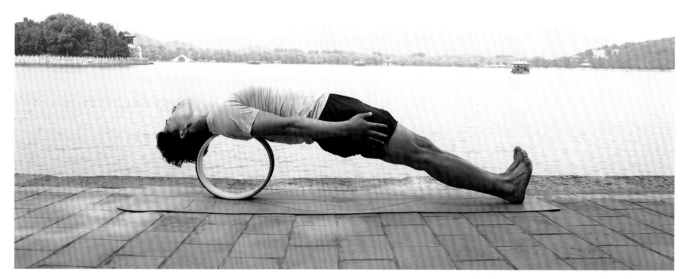

**7** 呼气时落回地面。

筋膜球放松术

　　坐姿，一只脚搭放在另一侧的膝盖上，将筋膜球放在臀部下方，前后左右地小范围移动，放松臀大肌。然后做反侧练习。

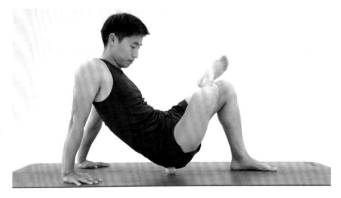

## ⑥ 恢复脊柱柔韧性，挑战核心平衡

在日常生活中，我们会做很多前弯动作，主动去后弯的情况则很少。长此以往，腰部的压力很大，含胸驼背、颈椎病都可能会发生。而背部肌群逐渐衰弱，会让我们在平衡和倒立动作上感到非常吃力。

本序列的练习对于恢复脊柱柔韧性、增强背肌力量有很好的效果。

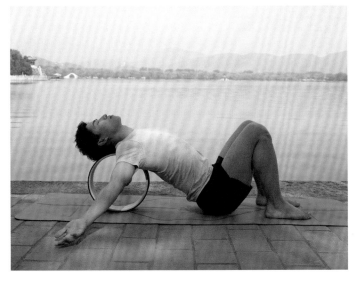 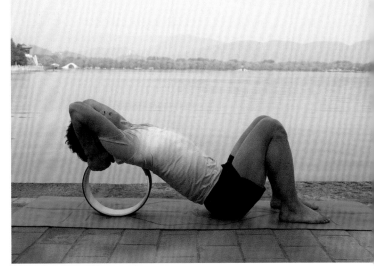

**1** 屈膝坐立，双脚分开与骨盆同宽。将瑜伽轮放在身体正后方，后仰时让肩胛骨和颈部落在轮上。双臂向两侧伸展，充分展开腋窝和胸腔，可以闭上眼睛，保持几次呼吸。

**2** 屈肘，双手抓住头下方瑜伽轮的两侧，让双肘边向内夹边向上伸展。

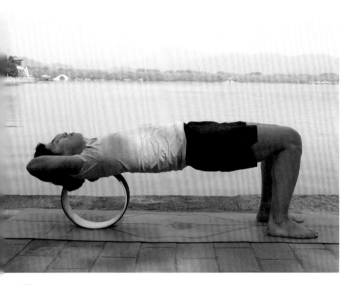

3 吸气时，将臀部抬离垫子，身体成一条直线。

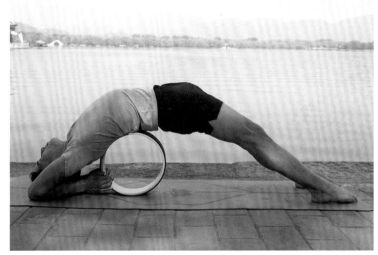

4 伸直双膝，双肘向后落在垫子上，同时瑜伽轮向前滚动。舒展整个身体的前侧，尤其是髋前侧和胸椎部位。绷脚背，让脚尖下压，尽量放松腰骶部，不要挤压腰椎，颈部自然延伸。

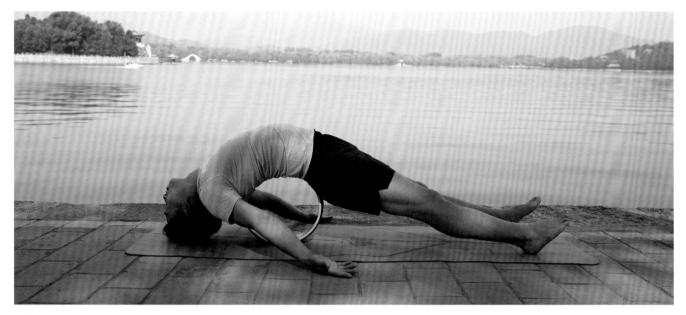

5 松开瑜伽轮，双手打开落在体侧，头部向前延伸自然悬垂，让瑜伽轮来到腰椎下方。根据身高不同，可能有的人头顶落地，有的人后脑勺落地，只要保持颈部放松即可。这时，后弯强度会加大，继续保持脚背下压。

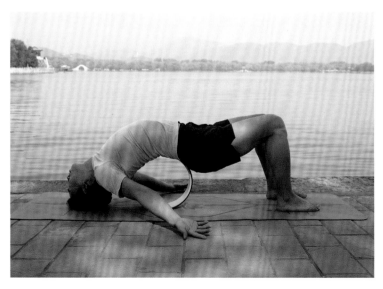

6 继续伸展颈部，使瑜伽轮更靠近骶骨，让整个肩膀继续下沉。双膝微屈，但保持髋部的伸展。双手可以在身体两侧放松，也可以向头顶的方向伸展，互抱手肘或抓住手腕。

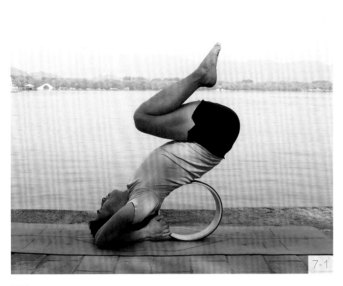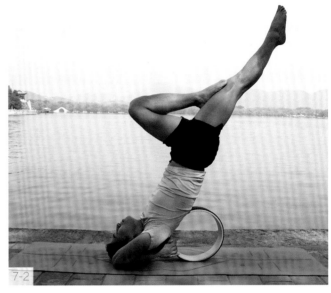

7 做完步骤6之后可以放松休息，也可以挑战一下平衡倒立。双脚向前走一些，双腿伸直，屈肘抓住瑜伽轮两侧。屈膝，核心肌群收紧，轻轻跳一下，让膝盖朝向胸腔的方向，绷脚尖，从臀部到手肘成一条直线。保持几次呼吸之后，可以伸直一条腿，甚至将两条腿同时向斜上方伸直，整个身体成一条直线。

泡沫轴放松术

仰卧屈膝，双手交叉环抱头部，臀部抬离地面，大幅度前后滚动泡沫轴，放松整个后背。

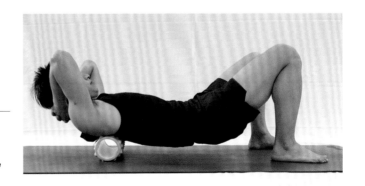

#  脊柱扭转，预防胸椎及腰椎小关节错位

脊柱扭转的练习对脊神经和整个神经系统都极有好处，它会使脊柱周围的肌肉全都受到挤压，对从脊髓分散出去遍布全身的三十二对神经都能起到刺激、使其兴奋的作用。各个内脏也能从这个姿势中获益。肝和脾的功能变强，腹部内脏也受到挤揉，同时还促进肠道的蠕动。这些因素结合起来有助人的食欲变好，当然对消化和排泄也都有益。

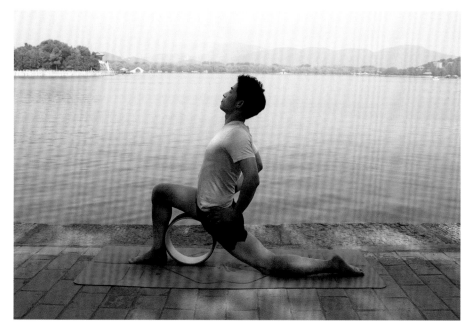

1 将瑜伽轮放于右大腿下方，双手扶髋，延展脊柱，右脚大脚趾下压，足弓上提。

注意：双髋摆正，双肩下沉，保持左大腿前侧自然拉伸。收腹部，肋骨不要过分上提。

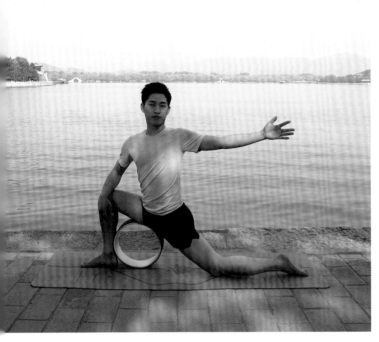

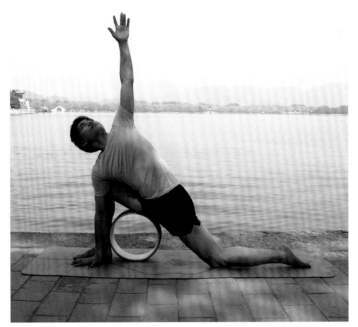

2 右臂搭放右膝，上身转向左侧，左臂向左侧伸展，眼睛看向前方，保持上身顺畅延展。

注意：左侧髋部保持稳定，不要上提，尾骨下沉。

3 右手放在右脚内侧，下压的同时推动胸腔转向天空，左臂向上伸展，让整个脊柱顺畅延展。

注意：右侧臀部保持稳定，瑜伽轮始终稳定地支撑臀部。

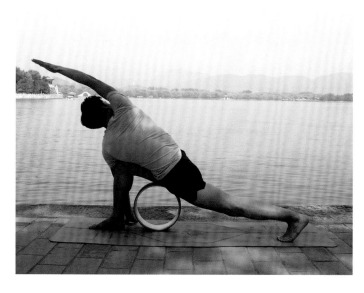

4 试着将左臂放于右脚的外侧，右臂向右上方斜
举，保持背部伸展。

注意：髋部下沉，腹部内收，肚脐贴向脊柱的方向。

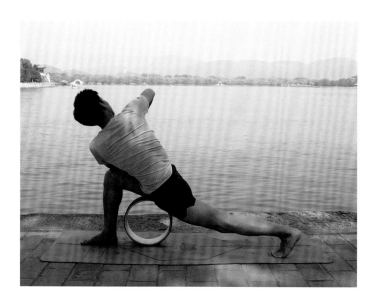

5 双手合十，左臂放于右膝上，扭转上身，面朝
天空。

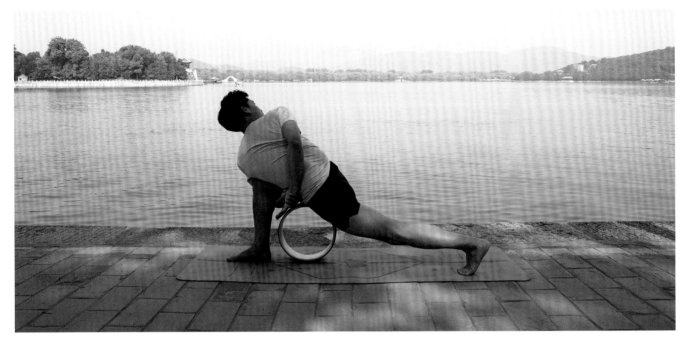

6 左臂穿过右腿和瑜伽轮的下方，右臂屈肘向下，双手在体后握住。保持几次呼吸后回正，然后做反侧练习。

注意：保持头部顺畅延展，双肩下沉的同时臀部尽量不要抬离瑜伽轮。

筋膜球放松术

仰卧，用筋膜球在后背脊柱周围小范围滚动，从上到下放松后背脊柱周围的肌群，在疼痛部位稍加强力度。

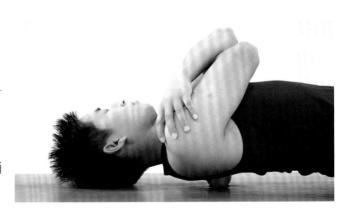

第

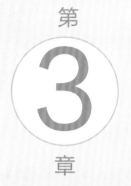

章

# 肩胛带疗愈

肩胛带是连接躯干和上肢的部位，主要由肩胛骨、锁骨等构成，有五块肌肉附着在上面，能完成上提、下降、前伸、后缩、上旋和下旋六种动作。肩胛带最常见的问题是僵紧，从而使得这六种运动中的一种或几种受限。"肩周炎"就是常见的症状。

另外，肩关节稳定性差也是常见问题，因为肩关节的一个特性就是以稳定性为代价追求活动性。如果练习者对动作幅度掌握不到位，或者支撑肩胛骨的韧带和肌肉比较弱，肩关节的骨头就会面临受伤或脱臼的风险。

因此，在肩胛带的理疗中，除了放松肩胛带周围的筋膜，增强肩关节的活动性外，也要刺激这些肌群，增强其稳定性。

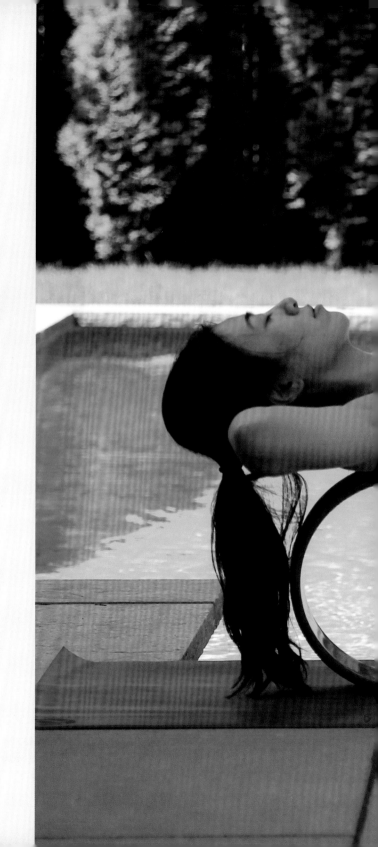

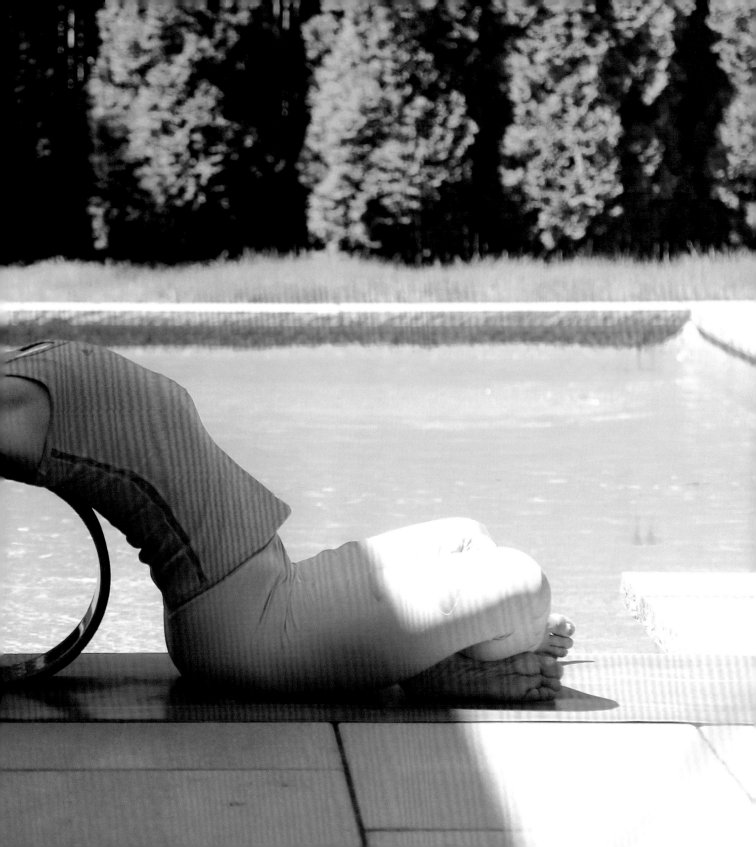

# 1 肩袖肌群康复

肩袖肌群指的是连接肩胛骨和肱骨的一组深层小肌肉群，包括冈上肌、冈下肌、小圆肌和肩胛下肌，作用是将肱骨头稳定在关节窝内。

冈上肌：负责肩关节外展。

冈下肌：负责肩关节外旋。

小圆肌：负责肩关节外旋与内收。

肩胛下肌：负责手臂内转、肩关节内旋。

长期的肩部姿势异常，如肩胛前凸、翼状肩、肩胛上抬、肩胛过度下回旋和内旋等，都会造成肩内旋能力和肩外旋能力不平衡、肩外旋的肌群长时间被拉长或无力等问题，这样不仅影响肩关节的灵活度，也会增加肩关节受伤的风险。如果这些肌群力量不足或不平衡，就很难让肩部有一个稳定的状态。这样一来不仅会影响锻炼，严重时还会出现运动伤害。如从事棒球、游泳、举重或球拍类运动的运动员高频次做某一个动作，也会造成肩袖肌群创伤、供血不足、肩部慢性撞击损伤等。

本序列的练习利用瑜伽轮的重量，锻炼肩袖肌群及大臂筋骨、肌肉，使其保持柔韧和弹性，保障肩、肘、手的良好运动性能，恢复肩部正常运动轨迹，同时也能改善手臂内旋及含胸驼背的情况。

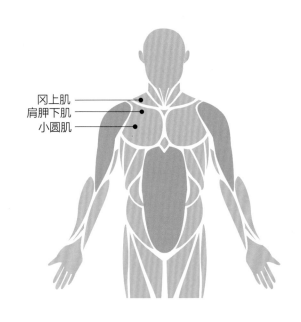

冈上肌
肩胛下肌
小圆肌

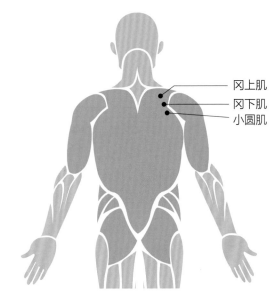

冈上肌
冈下肌
小圆肌

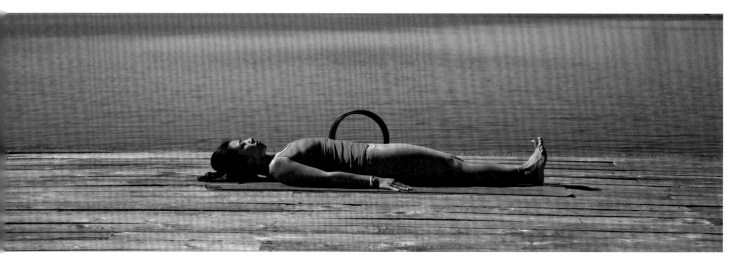

1 将瑜伽轮放在身体一侧，平躺在瑜伽垫上，身体成一条直线，双脚并拢，勾脚尖，腿内侧收紧。肩胛骨均匀用力贴实瑜伽垫，小腹微收，腰部和颈部后侧舒展，保持一定的腰曲和颈曲。

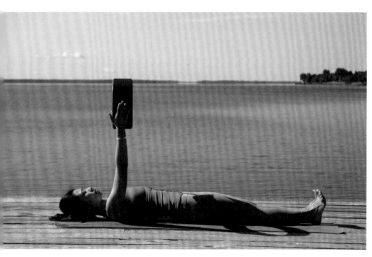

2 吸气，先用一只手拿起瑜伽轮上举，再用两只手轻轻托住轮的两侧，使其位于胸腔正上方。

注意：将肩胛骨下沉贴实地面，不要因为承受瑜伽轮的重量而向上抬起。保持5～10次均匀的呼吸。手臂伸直，但不要超伸，肘窝相对。

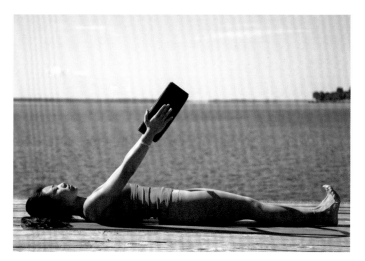

3 呼气，将双臂向前伸，与身体成45度角，保持5次呼吸。

注意：这时肩胛骨会更加倾向于向上抬起，可有意识地将肩胛骨下沉，贴实地面。

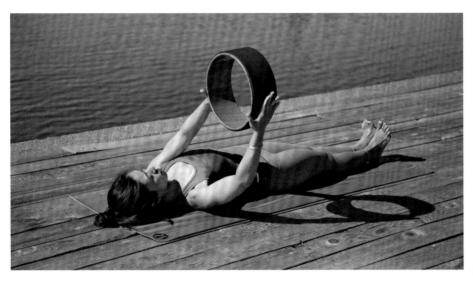

4 屈右臂，保持左臂伸直，将瑜伽轮平移至身体右侧，保持左侧肩胛骨不向上抬起。

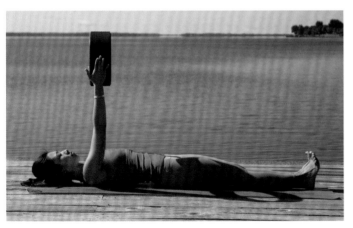

5 双臂回正，双腿保持伸直。

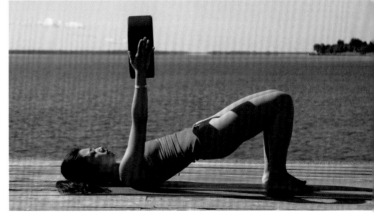

6 瑜伽轮回到胸腔正上方，保持肩部和手臂的力量不松懈，屈双腿，双脚分开与髋同宽，踩实地面，脚跟向臀部方向贴靠。吸气时从尾骨开始一节节向上将腰部和胸腔下端的脊柱抬离地面，此时肩胛骨的感受会更加明显。

注意：将腹部收紧，伸展腰后侧，不要挤压腰椎。双腿保持平行并将内侧收紧。

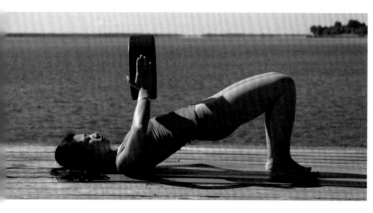

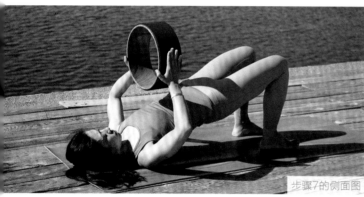

步骤7的侧面图

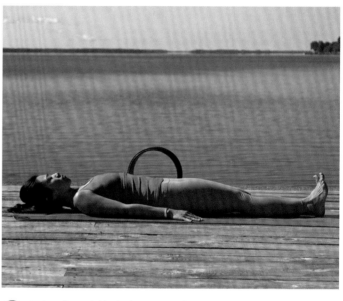

7 保持整个身体的力量不松懈，屈臂，肘关节向外，将瑜伽轮靠近胸腔，在距离大约5厘米处停住。保持5~10次饱满有力的胸式呼吸。

注意：双手手掌用力向内挤压瑜伽轮，能更好地启动并强健肩袖肌群。

8 吸气时双臂伸直向上，呼气时将脊柱一节节落回地面，双腿伸直，将瑜伽轮放在身体一侧，闭上眼睛放松。然后做反侧练习。

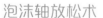

泡沫轴放松术

侧卧，将泡沫轴放在腋窝下方靠后一些的位置，前后滚动放松。然后做反侧练习。

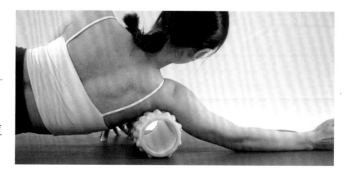

序列

## 2 肩胛带力量启动

　　能够让肩胛骨上回旋的肌肉有上斜方肌、下斜方肌和前锯肌。现代人通常下斜方肌和前锯肌无力，而日常的很多动作都会让上斜方肌代偿。另外，圆肩驼背、习惯性耸肩、不良的运动习惯等都会让斜方肌过度紧张。本序列的练习会让你找到正确启动肩胛带力量的方法。注意，在整个序列的练习中，要让肩膀下沉，放松斜方肌，去感觉肩胛骨下方肌群力量的启动。

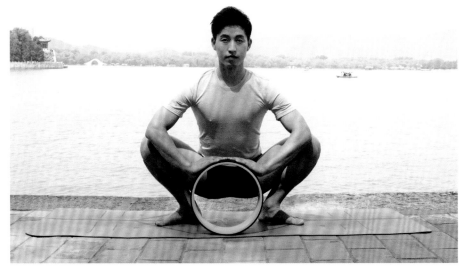

1 来到花环式（深蹲），如果感觉脚踝疼痛可以在脚跟下方垫一块卷起的毯子，手肘抵在膝盖内侧，双手压住瑜伽轮的两侧，指尖相对。

注意：脊柱自然向上延伸，肩膀下沉。

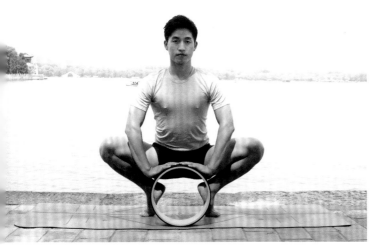

2 双手用力向下推瑜伽轮，吸气，慢慢提起脚跟向
上，保持5~10次呼吸。

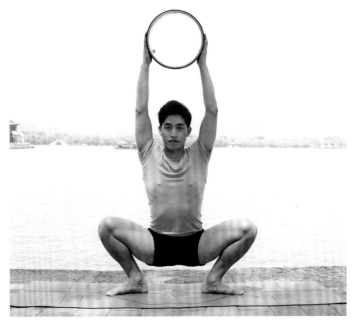

4 再次吸气时双手向上伸直，这时你有可能会不自
觉耸肩向上，要有意识地将肩膀下沉，让肩胛骨
内夹，找到锁骨延展的感觉。如果可以的话再次提脚
跟向上，脊柱延伸的感觉会更加明显。如果感觉困
难，可不提脚跟。

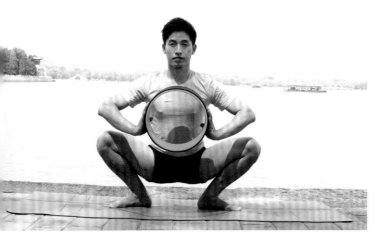

3 呼气时将脚跟落回地面。再次吸气，双手来到瑜
伽轮的两侧，将瑜伽轮举至胸腔的高度，继续沉
肩向下，掌心推瑜伽轮，像要将它压扁一样。

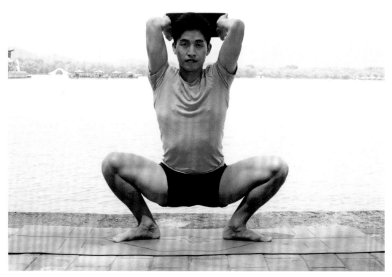

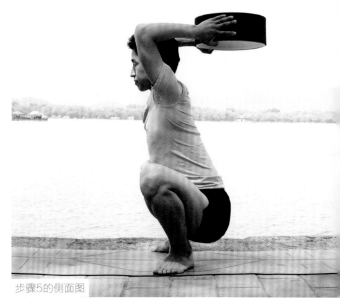

5 大小臂折叠，手肘向外打开，尽量将瑜伽轮与地面平
行，延展脊柱，顺畅呼吸，不要耸肩。

步骤5的侧面图

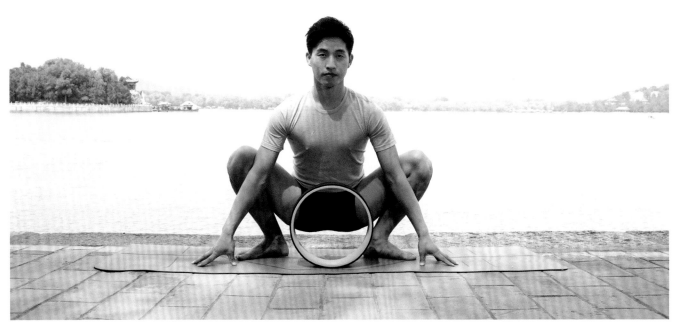

6 双手带着瑜伽轮回到地面，双肘贴靠膝盖内侧，指尖撑地，放松几次呼吸。

筋膜球放松术

　　仰卧，用筋膜球在后背肩胛骨内侧小范围滚动，按摩放松肩胛骨周围的肌群。

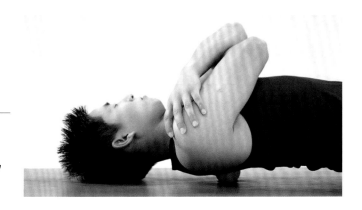

# ③ 肩胛带力量强化

想要拥有一个健康有力的臂膀，除了舒展放松紧张的肌群外，还要加强肩部肌群的弹性和力量。因为几乎所有的上半身锻炼都离不开肩关节的参与，所以肩关节也是健身和习惯久坐缺少运动的人最常见的受伤和疼痛部位。

为了避免肩关节受伤和疼痛，日常锻炼请注意以下两点。

1. 练习的时候动作要标准，不要逞强，不要轻易尝试超出自身能力范围的动作。

2. 做有肩关节参与的练习之前记得做好充分热身，以增加关节滑液，激活肩袖肌群，千万不要等到肩部疼痛才想起来。此组体式不仅可以改善平时各种肩颈疼痛问题，还有助避免各种体育运动中因热身不充分造成的肩部伤害！

本序列的练习利用与瑜伽轮对抗来加强肩部肌群的力量，让你在手臂支撑体式中更加游刃有余。

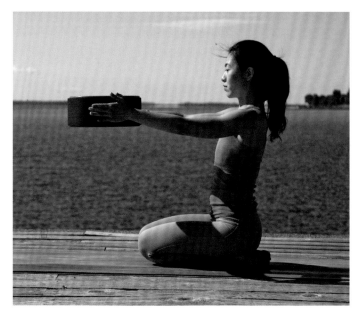

**1** 来到金刚坐，双手在瑜伽轮的两侧用力向内按压，吸气时抬双臂直至平行地面，激活肩部和大臂的肌群，保持5~10次呼吸。

**注意：** 双臂伸直，肩部下沉，感觉肩胛骨向两侧展开，小腹和肋骨内收。

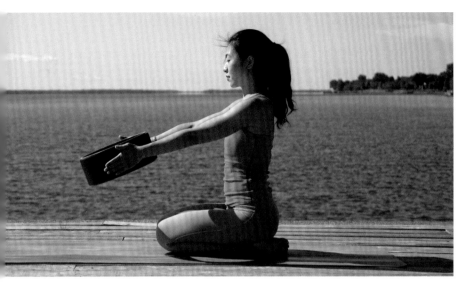

2 呼气时直臂向下倾斜45度，同时挺直脊柱，在这里可以保持均匀呼吸，也可以动态上下摆动，重复步骤1~2多次。

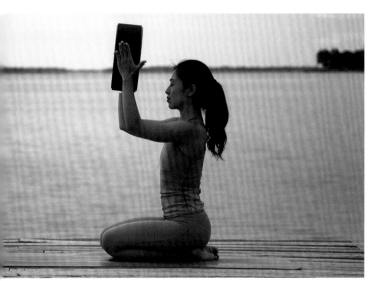

3 吸气时屈肘向上，大小臂形成90度角，保持双肘平行、小臂垂直地面即可。保持5~10次均匀的呼吸。

注意：双肘与肩同宽，保持稳定，手指和掌心用力向内按压瑜伽轮。

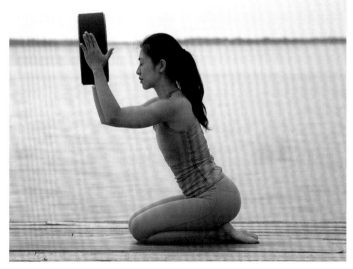

4 手臂保持不动，收紧核心肌群，让上半身前倾45度，颈部和后背延伸。

注意：在这里，大臂可能会有向下掉的趋势，请保持高度和角度不变，更重要的是保持展肩的状态不变，也可以让肩部带着双臂前后移动5~10次。

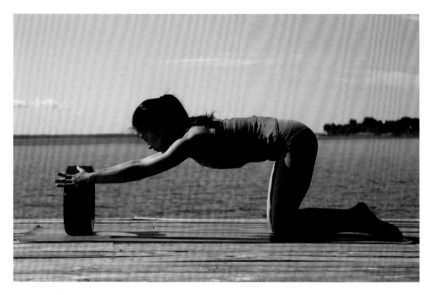

5 身体继续前倾，将瑜伽轮放在身体前方的瑜伽垫上，双手扶住瑜伽轮上端，抬高臀部，双膝分开10厘米，大腿垂直地面。抬头看双手之间，伸直手臂，展开肩胛骨，延展脊柱。

注意：不要低头，也不要过度压肩，这不是一个肩膀灵活度练习，而是力量练习。双手持续用力对抗瑜伽轮，腹部和肋骨向内收。

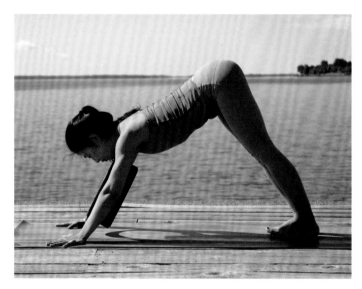

6 双臂夹住瑜伽轮，屈肘，手肘向外打开，头顶向前方延伸，臀部抬高，双腿伸直，这时更容易感受肩胛骨展开，激活肩袖肌群的力量。

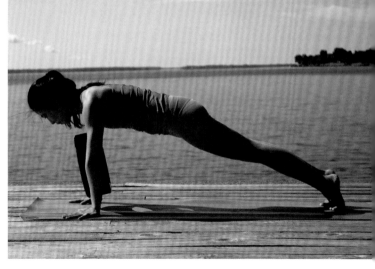

7 大臂保持夹轮的力量不松懈，肩膀向前到手腕正上方，来到平板支撑，双脚可以向后调整一下距离，直至头部到脚跟成一条直线。

注意：肩胛骨处向上推，保持饱满不塌陷。

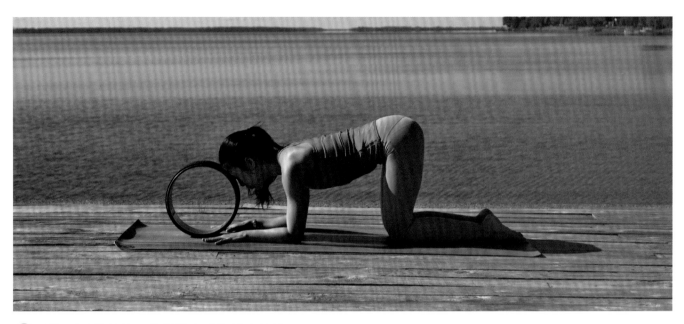

**8** 呼气时屈膝落地，头搭放在瑜伽轮上放松。

筋膜球放松术

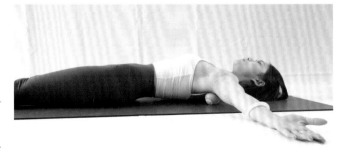

仰卧，将筋膜球放在肩胛骨与大臂连接处，前
后左右滚动放松。然后做反侧练习。

# ④ 改善肩关节活动受限

肩关节是一个复杂的球窝关节，它能完成前屈、后伸、外展、环转等动作，有三种不同的肌肉来执行这些动作——三角肌前束、中束和后束。问题是大部分情况下，大家只关注三角肌前束和中束，即肩膀前部和上部的肌肉，而忽视后束，可能是因为在镜子中能更方便看到的只有前束和中束。但这会导致身体看起来很不协调，更重要的是，可能会导致肩伤和身体功能紊乱。研究表明，多达69%的人在一生中会受到肩部损伤的困扰。

本序列的练习可以很好地弥补这种问题。站立前倾时手臂向旁侧和外侧的练习，能通过锻炼三角肌后束让肩膀后侧更加饱满，手臂看上去更有型。另外，三角肌的后束负责肩部的外展、外旋和伸展，这个练习还能改善肩部活动受限。

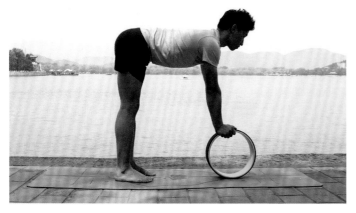

1 做准备动作，站立前倾90度，双手握住瑜伽轮的两侧，延展脊柱。

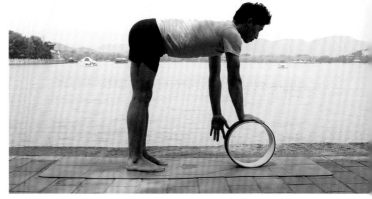

2 右手推瑜伽轮，左臂放下，自然垂落，并前后自由甩动，幅度不要太大，肩关节完全放松。

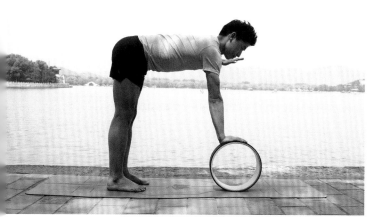

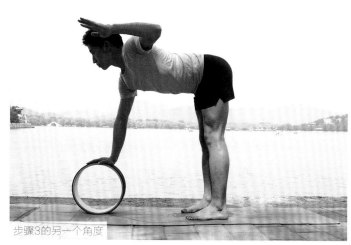

步骤3的另一个角度

3 左臂慢慢停下来，保持身体不动，吸气时左臂向旁侧打开并屈肘90度，注意不要超过肩膀的高度，指尖向前方延伸。

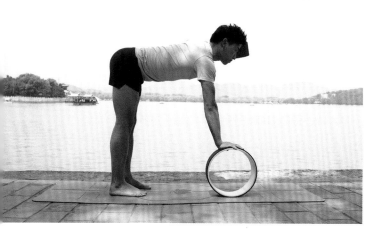

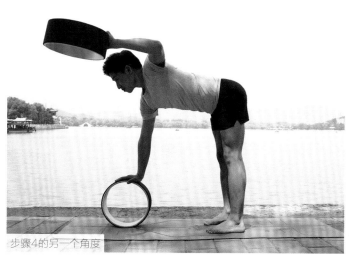

步骤4的另一个角度

4 左臂慢慢收回，保持身体不动，吸气时左手拿起另一个瑜伽轮，左臂向旁侧打开并屈肘90度，注意不要超过肩膀的高度，感受左侧腋窝的延展。

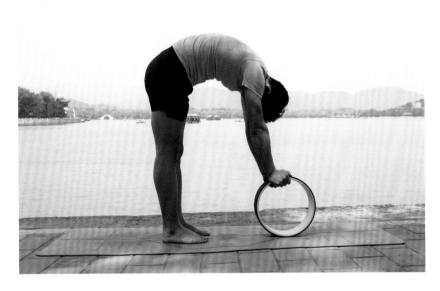

5 回到起始位置，呼气时弓背向上，舒展整个肩胛带肌群。

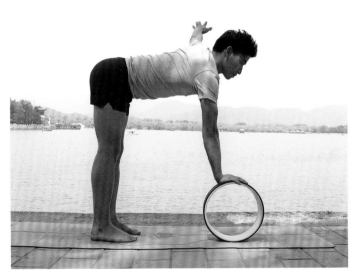

6 吸气时左臂再次向旁侧打开，向左上方延伸。

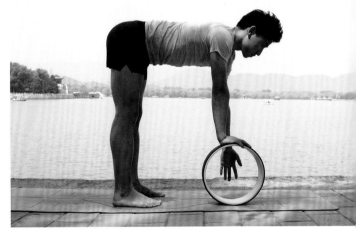

7 呼气时左手臂再次垂落放松。

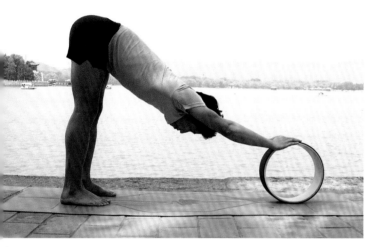
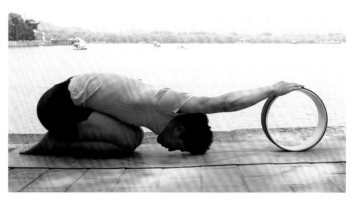

8 双手握轮，身体前伸，双臂与背部成一条直线，双腿伸直。

9 双手向前推轮，双腿屈膝，小腿着地，额头点地。然后做反侧练习。

泡沫轴放松术

　　侧卧，用泡沫轴滚动放松大臂后侧直至腋窝的位置。然后做反侧练习。

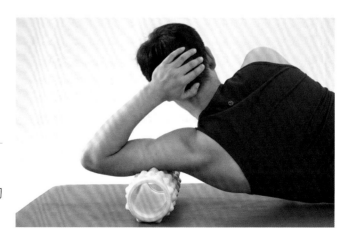

序列
# 5 肩袖内侧肌群拉伸综合练习

现代人习惯长时间低头玩手机或伏案工作，肩袖内侧肌群通常都处于拉长且无力的状态。

本序列的练习就是针对负责肩关节外旋的冈下肌和小圆肌，改善大臂外旋和上举时受限。

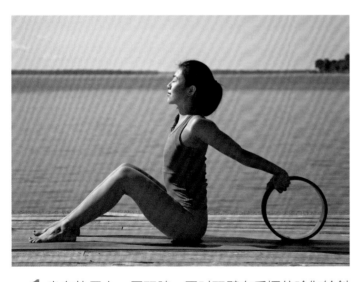

1 坐在垫子上，屈双膝，同时双臂向后握住瑜伽轮斜上方，挺直腰背，面向前方，感受肩部前侧的拉伸。

注意：上身挺直，两侧坐骨稳定按压地面。

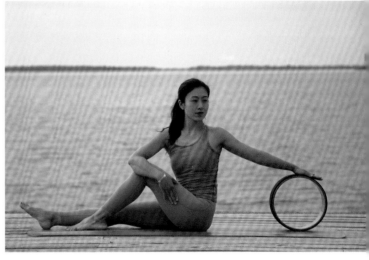

2 伸直右腿，右臂放于左膝外侧，转动上身向左后方，同时左手搭放瑜伽轮顶端，伸展左侧胸大肌的同时保持双肩舒展。

注意：不要含胸弓背，注意手肘不要超伸。

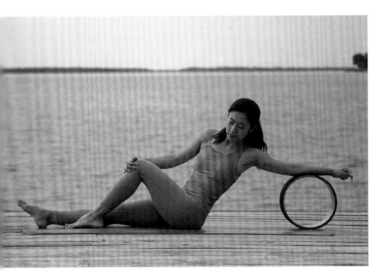 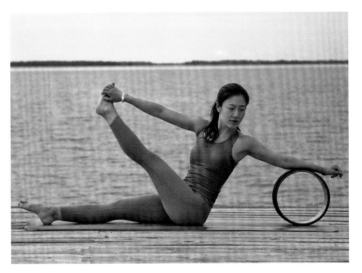

3 左手微握拳，左小臂放于瑜伽轮顶端，并向左后方推动瑜伽轮，让腋窝位置充分伸展。

注意：保持脊柱伸展、颈部放松。

4 左腿向斜上方伸出，右手抓住左脚，双肩延展，感受胸椎两侧的拉伸。

注意：收腹、挺胸、抬头，保持脊柱的延伸。

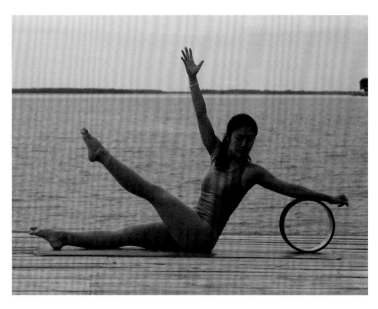

5 右手松开左脚，手指大大张开，向天空伸展，肩袖肌群充分启动。

注意：收腹，不要让左腿掉下来，在强化肩颈的同时对核心肌群和大腿也是一个挑战（力量偏弱的人可以不抬腿）。

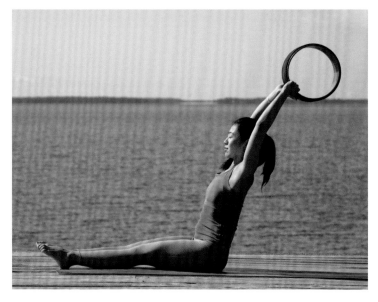

6 放下左腿，回到长坐姿势，双手握瑜伽轮两侧向头部上方伸展，如果核心力量不是太弱的话，试着上身后仰，腋窝展开，头部微后仰，充分打开肩颈前侧。

注意：双臂伸直，头部不要前引，面部放松。患有肩峰下撞击综合征的人应降低肩上举的幅度，减少肩峰与肱骨的摩擦。

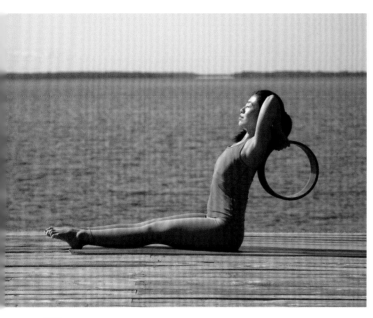

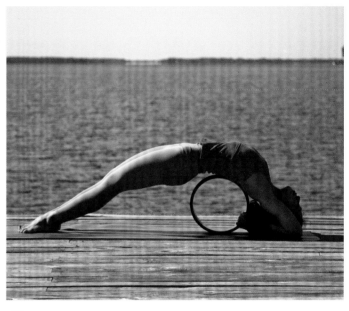

7 在步骤6可以轻松完成的基础上，将双肘屈向背部，大小臂折叠，瑜伽轮贴靠肩胛骨，加深肩颈拉伸强度。

注意：核心力量不够、易腰部疼痛或平时缺乏锻炼的人不要勉强。

8 双膝微屈，收腹弓背让下背部慢慢下沉，直到瑜伽轮接触地面（力量弱的人可以先把瑜伽轮放在垫子上，再缓慢后仰）。抬高臀部，伸直双腿，双肘贴靠地面。然后做反侧练习。

注意：抬起臀部时尽量缓慢，双脚推动瑜伽轮向前滚动时肩颈有任何疼痛都要及时停止。

泡沫轴放松术

仰卧屈膝，双手分别在身体两侧斜后方支撑，臀部抬离地面，用泡沫轴滚动放松背部。

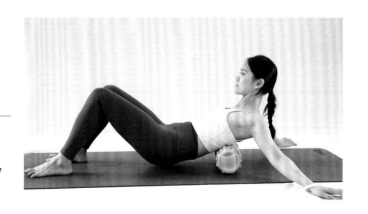

# ⑥ 挑战极限后弯

　　瑜伽后弯体式可以放松身体前面的肌肉和结缔组织，强化背部肌群，使人的体态看起来更优雅舒展。放松胸部、肋间的肌肉和筋膜，特别是心包膜，能给心脏更多的空间并改善其功能，心血管患者也可以从这个序列的练习中获益。

　　有很多人对"后弯"这个词有误解，以为是要用力地去弯曲，其实是要感受脊柱的放松和延展，才能达到更好的练习效果！

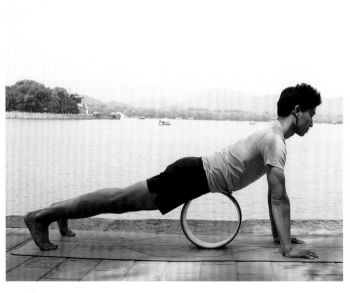

1 双臂支撑上身，瑜伽轮放于腹部下方，伸直双腿，保持整个身体的延展。

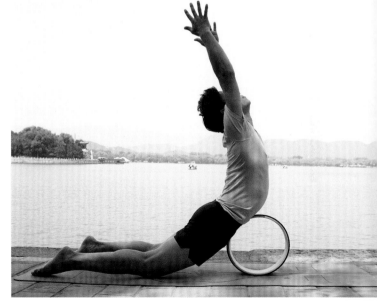

2 在保持重心稳定的前提下，双臂上举，髋部下沉，如果可以，头部后仰，让肩部和胸腔得到更好的伸展。

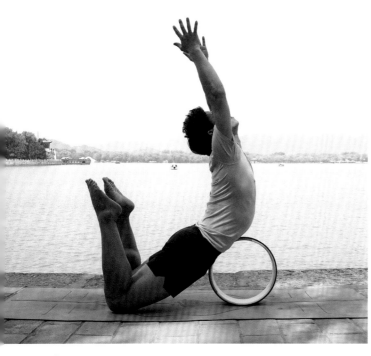

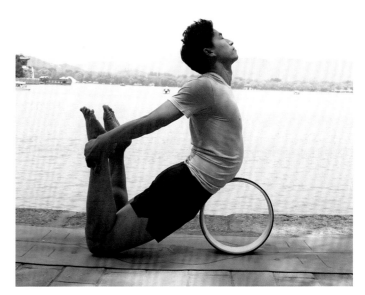

3 收紧腹部的同时屈双膝，尽量让双臂与小腿保持平行，能更好地强化身体后侧肌群！

4 双手从体后抓住脚踝。如果可以，头部后仰，双脚试着触碰头部后侧。

注意：在练习中，要更多地保持颈部伸展而不是急于后弯。

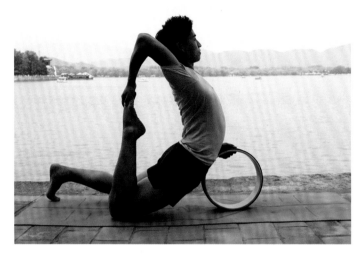

5 如果上背部还想得到更好的练习，可以试着用左手抓住瑜伽轮上部，保持上肢稳定，同时右手屈肘抓右脚。

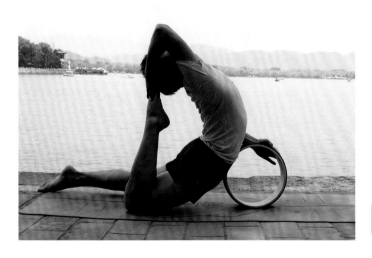

6 在步骤5的基础上，保持上背部力量和稳定的同时，头向后仰，面部朝向天空。

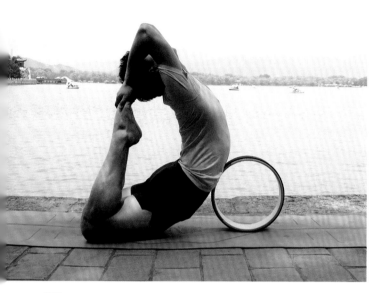

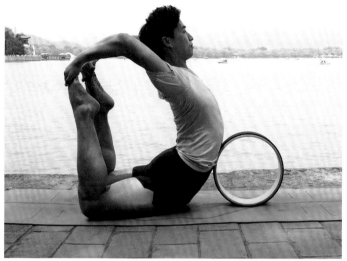

7 如果在练习过程中可以轻松用右手抓到右脚，不妨试试双手同时抓住双脚，尽力用脚尖触碰头部。保持顺畅呼吸。

8 头部伸直，看向正前方，双手继续抓住脚尖向身体拉伸，感受整个背部肌群的收紧。

泡沫轴放松术

仰卧屈膝，双手交叉环抱头部，臀部抬离地面，用泡沫轴滚动放松整个背部。

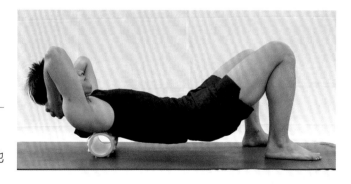

序列

# 平衡与力量——轮上蝎子式

轮上蝎子式需要做到力量、柔韧与平衡的统一，更需要肩膀的打开和手臂力量的强化。如果这两方面比较弱，建议先加强这两方面再练习轮上蝎子式。

进入蝎子式时，应将瑜伽平衡观融入形体姿势中，做到呼吸、身体、意识的协调和专注。已经有一定基础的人可以按照下面的步骤挑战轮上蝎子式，每个人的身体状况不同，练习时要量力而行，切忌勉强为之。

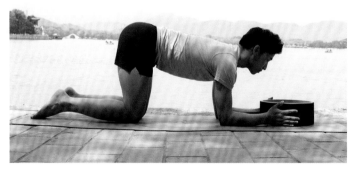

1 跪立在瑜伽垫上，屈肘，双手放在瑜伽轮两侧，保持背部延展，不要耸肩，眼睛看向下方！

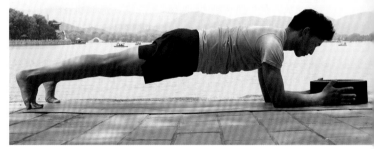

2 伸直双腿，启动核心肌群，手肘下沉，试着将瑜伽轮微微抬离地面。

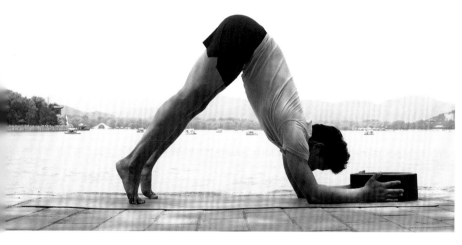

3 双脚向前方移动，向上推高臀部，肩部伸展，让头部远离瑜伽轮。

注意：如果头部与瑜伽轮过近，不要急于挑战后面的进阶倒立。

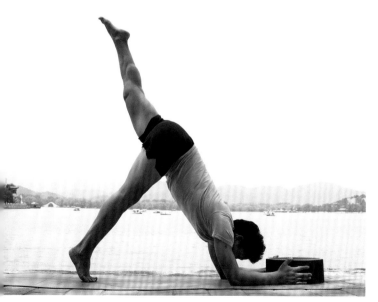

4 左腿向斜上方抬起，注意不要翻髋，同时右脚脚尖按压垫子，伸直双膝，双肩保持放松状态，此处停留5次呼吸。

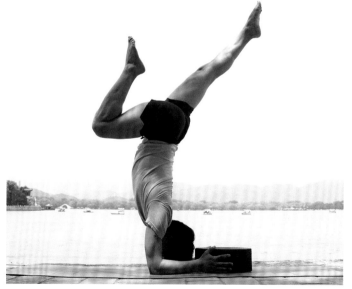

5 双手握紧瑜伽轮下压，试着屈右膝并抬离地面，左腿带着身体向天空延展，收紧腹部，保持核心肌群稳定。

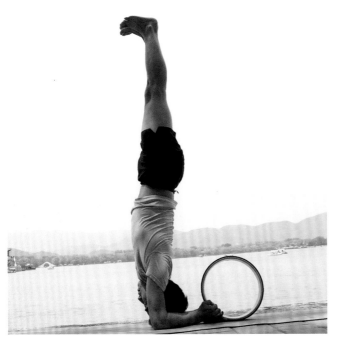

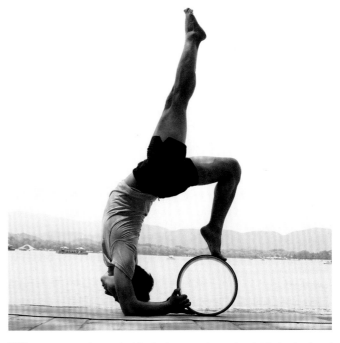

6 头部在双臂之间，双腿伸直，双脚并拢，手肘到脚尖保持延展。

7 如果可以轻松保持稳定，那么屈左膝让左脚来到瑜伽轮上，右脚指向天空，推动胸腔向前。

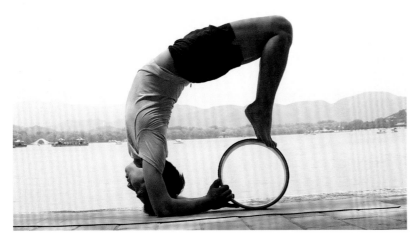

8 将髋部推得更高些，右脚也慢慢放到瑜伽轮上，双脚平行髋部抬高。大臂腋窝伸展的同时，手腕下压，保持瑜伽轮的稳定。

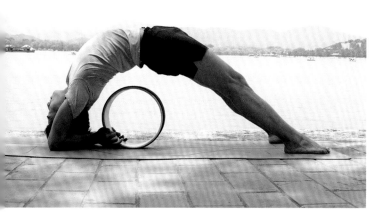 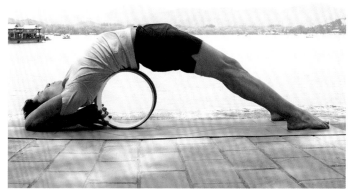

9 双脚慢慢从瑜伽轮上来到垫子上，双脚全脚掌按压垫子，推高胸腔，大臂尽量与地面保持垂直，充分延展脊柱。

10 双脚向前移动，双肩放松，肩胛骨贴近瑜伽轮，双脚尽量并拢，伸展身体前侧肌群。

泡沫轴放松术

侧卧，左手扶后脑勺，用泡沫轴滚动放松手臂前侧和内侧。然后做反侧练习。

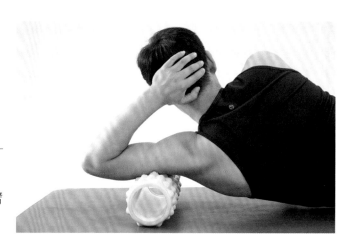

第

4

章

# 骨盆带疗愈

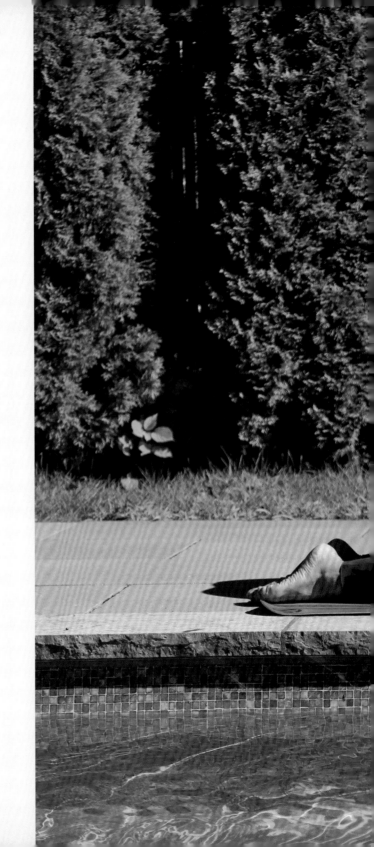

　　骨盆是人体中心位置的重要构造，连接上半身与下半身，为水盆状，能起到保护盆腔内脏器、支撑身体的作用。

　　骨盆由骶骨、尾骨及左右两块髋骨构成，上面附着很多肌群，来帮助骨盆完成一系列动作。平时坐姿不正、走路方式不当、跷二郎腿以及怀孕、分娩等，都有可能造成骨盆倾斜、松弛或僵硬，给身体带来各种不适，造成血液循环不畅，甚至会导致新陈代谢速度下降；内脏、自主神经等也可能会因此而无法正常工作。

　　所以，我们需要通过骨盆带疗愈运动，让盆底肌恢复柔软，并且提高收缩力，从而改善骨盆的倾斜、松弛与僵硬，消除不适。

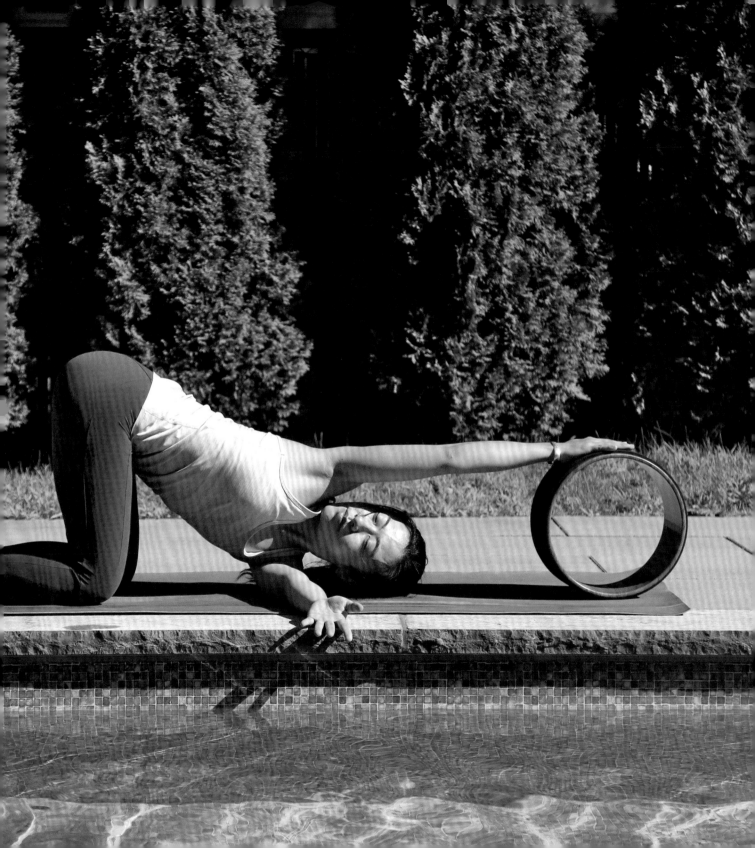

#  盆底肌修复

　　盆底肌，即封闭骨盆底的肌群，是人体核心肌群之一，它托起了尿道、膀胱、阴道、子宫、直肠等盆腔器官。

　　除了支撑之外，盆底肌跟大、小便也有关系，盆底肌衰弱会导致尿失禁、脏器脱垂、尿急等问题。

　　女性比男性更容易发生盆底肌松弛，因为女性盆底肌的开口较男性多，怀孕、分娩也容易造成盆底肌损伤。此外，随着年龄增长，雌性激素分泌减少，盆底肌也会逐渐松弛，因此盆底肌的训练和修复必不可少。

　　本序列的练习利用瑜伽轮的不稳定性，刺激更多、更深层的肌群。做此序列时要有意识地将会阴和肛门的部位轻轻上提。

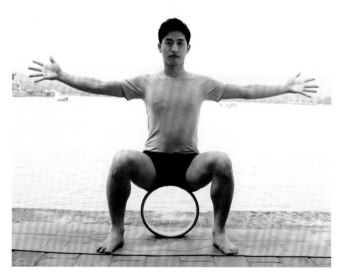 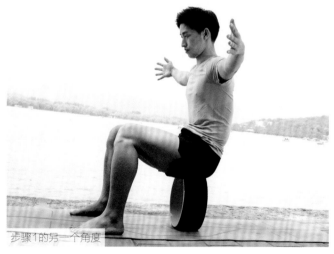

步骤1的另一个角度

**1** 坐在瑜伽轮上，用坐骨棘卡住瑜伽轮避免左右晃动。双脚打开约60厘米，脚尖微微外展。吸气时上半身坐直，垂直地面，保持腰部自然曲度，胸腔上提，下颌微收，平视前方。双臂外展，平行地面，掌心朝前，指尖向两端延伸。

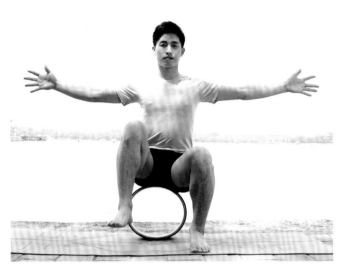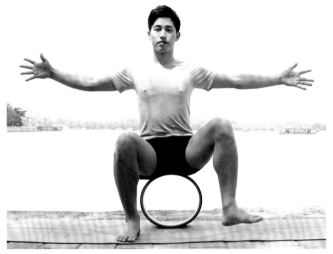

2 呼气时小腹内收，盆底肌上提，会阴处自然收
紧。可以在这里停留5次呼吸，如果感觉稳定，将
右腿向上提10厘米。

注意：身体不要过度向左侧倾斜，尽量保持端正。

3 呼气时落回右脚，吸气时抬左脚。也可在此处把
右膝放于瑜伽轮外侧，左脚向外侧伸展45度，动
态移动左臀部。

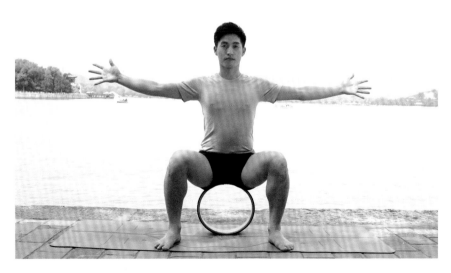

4 呼气时落回左脚，双脚踩实地面。
保持盆底肌收紧，最大幅度地将
骨盆向左侧挪动。胸腔以上的位置保
持端正。

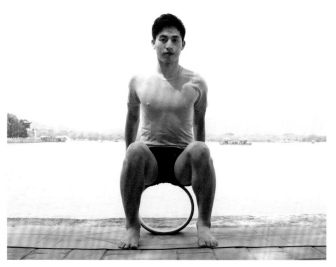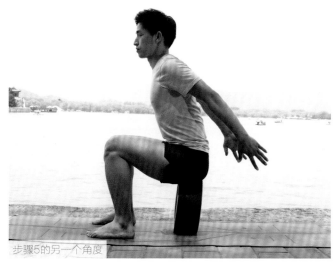

步骤5的另一个角度

5 双臂来到体后，吸气时将骨盆向前调，腰曲微微增大。

注意：此处双臂向后掌心相对，让下背部更多的肌群参与进来。

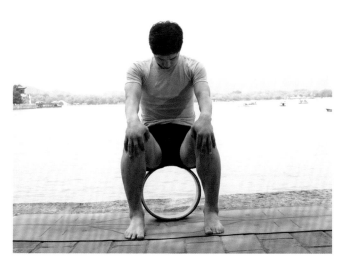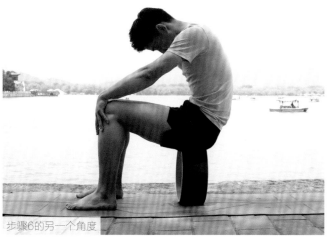

步骤6的另一个角度

6 呼气时将骨盆向后调，腹部核心收紧。双手放于双膝，低头弓背。

注意：此处腹部要内收贴向脊柱。

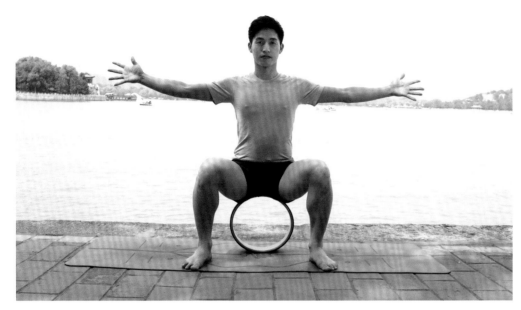

7 吸气时回正，呼气时
回到步骤4，最大幅度
地将骨盆向右侧挪动。可
以根据呼吸动态重复步骤
4~6多次，感受骨盆向前
后左右四个方向的转动。
最后吸气回正，落双臂，
绕动双肩放松。

泡沫轴放松术

俯卧屈肘，小臂撑地，肩膀在手肘正上方，用
泡沫轴滚动放松大腿内侧，两侧交替放松。

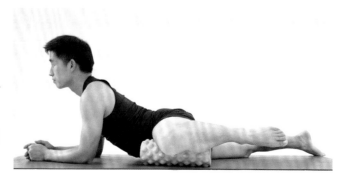

# 盆底肌力量强化

　　如果在坐姿中不容易找到提会阴的感觉，那么在仰卧时用双腿夹住瑜伽轮可以更容易把意识集中在盆底肌上，抓住"盆底肌收缩"的感觉。

　　另外，这个序列的练习还能够锻炼到髋关节周围的肌群，增强骨盆的力量和稳定性。骨盆的稳定可以说是由髋关节控制的。与骨盆动作相关的肌肉有40多块，其中大部分都与髋关节的动作有关。有这么多肌肉同时进行微调并固定髋关节，才能让骨盆呈现稳定的状态。

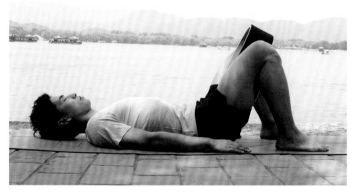

**1** 仰卧在瑜伽垫上，屈膝，双脚分开与骨盆同宽。将瑜伽轮放在两大腿之间，大腿内侧轻轻向内夹，找到收紧会阴的感觉。

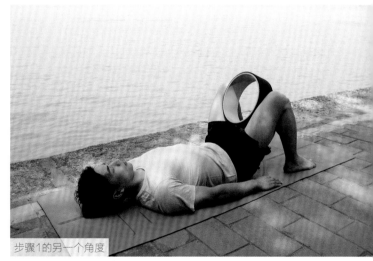

步骤1的另一个角度

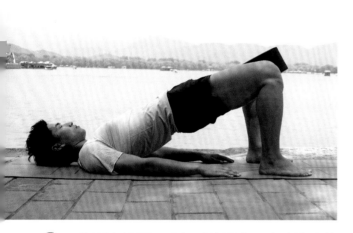

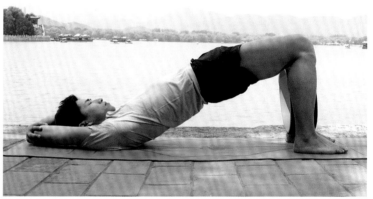

2 双脚踩实地面，吸气时将骨盆和胸腔抬离地面，尽量让上身成一条直线，在高位保持5～10次呼吸。

3 呼气时将骨盆落回地面。调整瑜伽轮的位置，将轮卡在两小腿之间，脚尖朝外30度，用两小腿内侧卡住瑜伽轮，同时双臂在头上方合抱。吸气时，骨盆再次抬离地面。

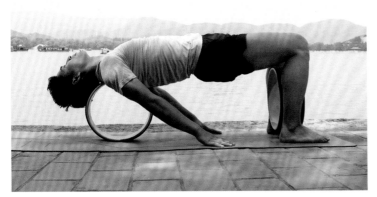

4 呼气时将骨盆落回地面，再拿一个瑜伽轮放在肩胛骨下方，让头后侧舒服地枕在瑜伽轮上。吸气时再次抬骨盆向上。此时，整个髋关节后侧的肌群都会收紧，稳定性增强。

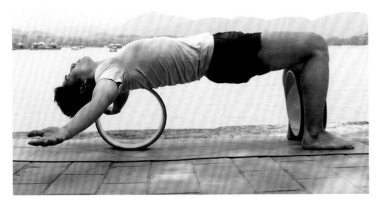

5 双手向两侧打开，有助于扩展胸腔、改善呼吸、防止因呼吸急促而引起不适。也可以让双臂负重，或配合弹力带拉伸。

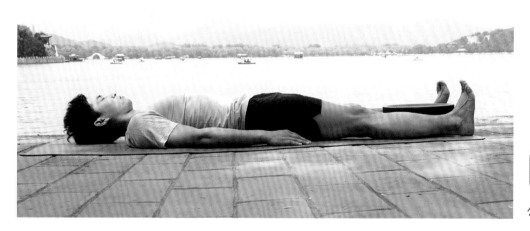

6 平躺在瑜伽垫上，保持腿部延展，脚尖回勾，放松几次呼吸。

泡沫轴放松术

俯卧，用泡沫轴前后滚动放松大腿前侧肌群。

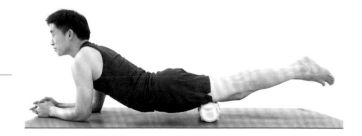

序列 **3**

# 缓解髋关节僵硬

　　所谓"僵硬"，是指肌肉内的血液循环产生障碍的状态。若长时间维持坐立，或者运动过度，骨盆周围的肌肉，如腰大肌、髂肌这类包覆关节的肌肉会出现疲劳与紧绷的感觉，关节则会出现疼痛、硬化的状况。盆底肌因为不必操控关节，所以不会有酸痛的现象，但随着年龄增长、肌力衰退，血液循环也会变差。

　　因此，每天坚持做伸展运动来消除这些肌肉的疲劳，是非常有必要的。

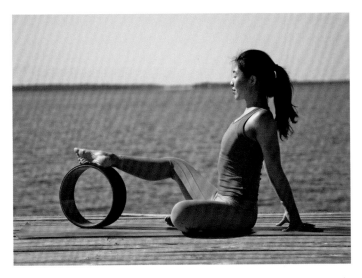

**1** 坐立在瑜伽垫上，双手在臀部后侧支撑，屈左腿靠近会阴，右脚放在瑜伽轮上。

**注意：** 瑜伽轮不是竖直立放，而是向右倾斜45度。

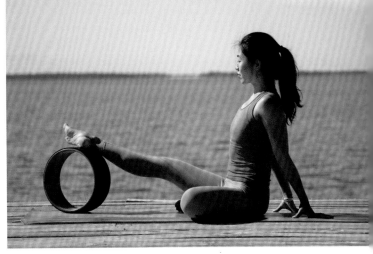

**2** 右腿向斜前方伸出，带着瑜伽轮向前滚动，右膝向外伸展，不必将腿完全伸直，感受骨盆和大腿内侧肌群的伸展即可。配合呼吸，动态重复步骤1~2多次，吸气时将腿伸出，呼气收回。

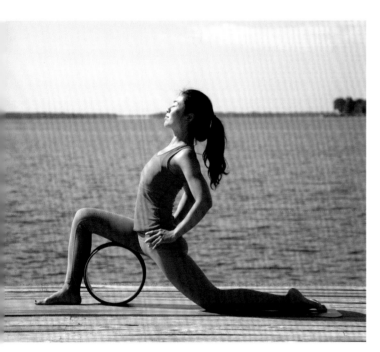
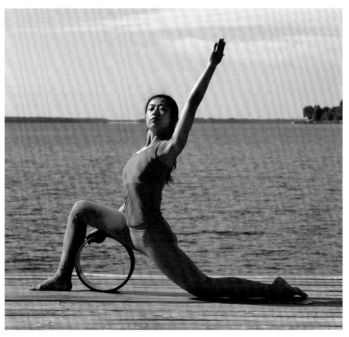

3 做完准备动作之后，跪立在瑜伽垫上，右腿在前，左腿在后，来到低位起跑式。将瑜伽轮放在右大腿下方作为支撑，将左髋前侧充分展开。双手扶髋或放在大腿上，将胸腔向上伸展。

4 右手扶轮，左大臂向上伸展，带着上半身转向左侧，将左侧胸腔和腋窝完全展开。保持5～10次呼吸，感受位于深层的髂腰肌强烈伸展。

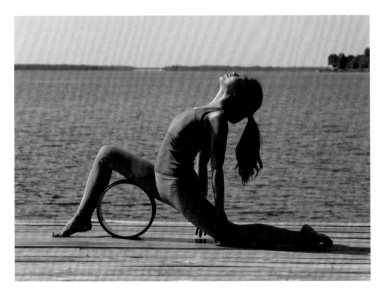

5 吸气时上半身回正，尝试将左腿再向后撤一些，让左髋伸展更多。将双臂向后伸展，呼气时上半身后仰，胸腔向上提，试着让指尖触碰大腿后侧或地面。保持5~10次呼吸。

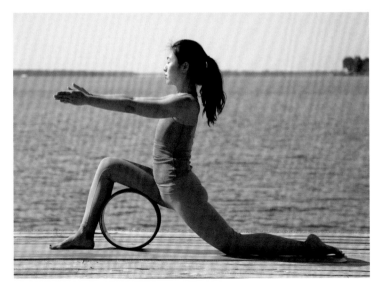

6 吸气时上半身回正，尽量将左腿继续后撤，呼气时继续沉髋向下。双臂向前伸出，平行地面，双肩下沉。感受左髋前侧的拉伸，保持5个呼吸。

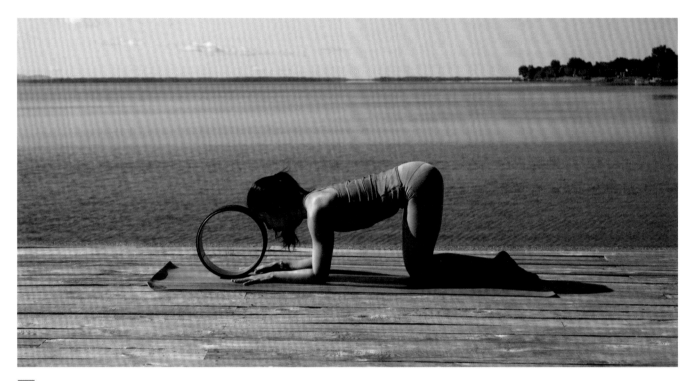

7 双臂放于瑜伽轮两侧的垫子上，双腿收回，双膝并拢，额头轻触瑜伽轮，放松几次呼吸，然后做反侧练习。

筋膜球放松术

坐姿，双手在体后撑地，右脚放在左膝上方，用筋膜球放松梨状肌、臀部外侧，两侧交替放松。

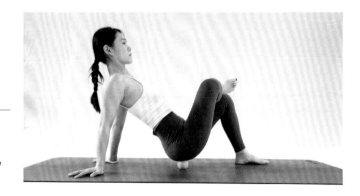

序列

# 4 改善骨盆倾斜

生活中有很多不良的习惯都会引起骨盆倾斜，比如经常歪着身子坐、跷二郎腿、长期把包背在一侧肩膀、走路时脚掌用力不均匀等。身体长期处于这样不均衡的状态，肌肉会失去平衡，一侧越来越僵硬，另一侧则逐渐衰退。因此，改善骨盆倾斜，需要通过伸展和收缩来放松骨盆周围僵硬的肌群，强化衰退的肌群，将骨盆调整到正位。

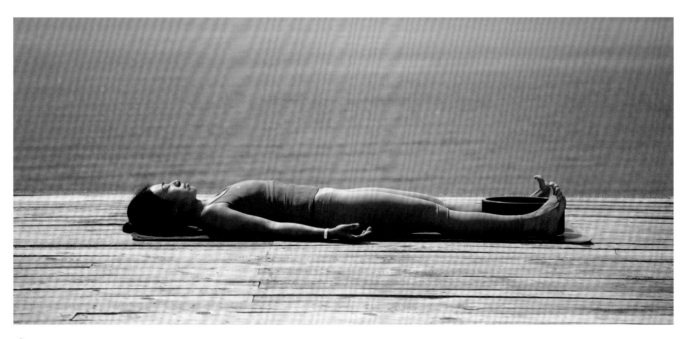

1 仰卧在瑜伽垫上，将瑜伽轮夹在脚踝之间，勾脚尖。

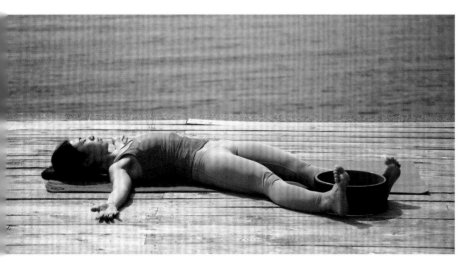

2 双臂打开，双腿夹住瑜伽轮最大限度地向右侧平移。髋关节左侧肌群伸展感强烈，右侧收缩，保持5次呼吸。然后，双腿回到正位。

注意：髋部保持在正位，不要倾斜。

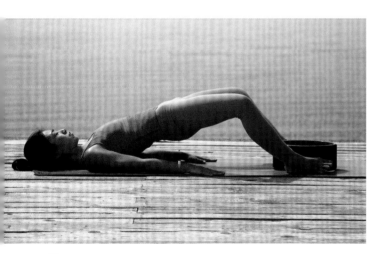

3 屈膝，双脚夹住瑜伽轮，吸气时将臀部和胸腔抬离地面，双膝向外侧打开，保持5次呼吸。这时髋关节的前侧得到伸展，而后侧的肌群强烈收缩（此处可以试着用脚后跟将瑜伽轮抬离垫子）。

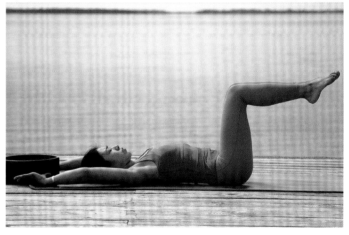

4 呼气时慢慢将臀部落回地面。双手拿起瑜伽轮举过头顶，用大拇指和食指卡住瑜伽轮，屈肘向外，让肩胛骨尽量平贴到地面上，稳定上半身。吸气时抬起双腿，大腿垂直于地面，小腿平行于地面，可以增强髋屈肌的力量。

注意：腰骶部向下压，不要抬离地面。

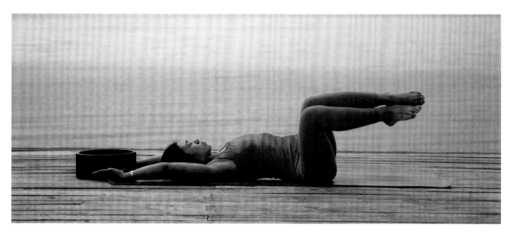

5 保持上半身力量不放松，大小腿之间的角度不变，呼气时将双腿倒向右侧，
可以在这里停留，也可以做动态练习（即每次吸气时回正，呼气时倒向另一
侧）。这个体式有助于放松髋部两侧的肌群，缓解久坐造成的骨盆周围肌群紧张。
尤其是对于骨盆倾斜的人，某一侧会特别僵紧，缓解紧张的那一侧肌肉可以改善
骨盆倾斜的症状。同时，腹部的扭转还可以挤压腹脏器官，刺激肠胃蠕动。

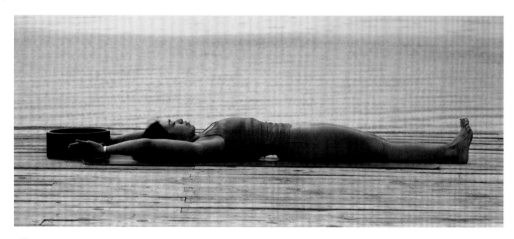

6 伸直双腿，仰卧在地面上，勾脚尖，指尖和脚跟向相反方向伸展，拉长全身。

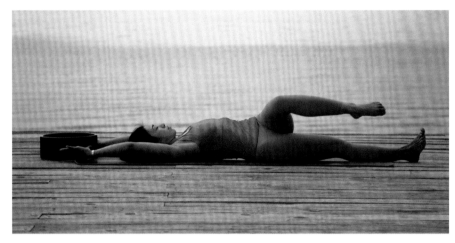

7 保持右腿不动，屈左膝，大小腿成90度角。呼气时左腿倒向右侧，保持5~10次呼吸。

注意：保持左肩贴实地面，右脚脚尖继续指向天空的方向，并没有向右侧歪斜。这时，髋部周围肌群的伸展感会更加强烈。

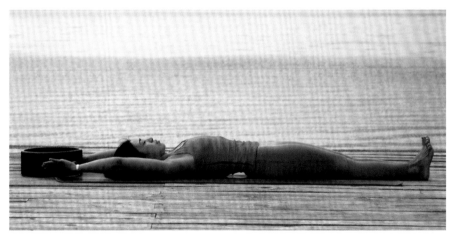

8 吸气时回正，落回左腿，做反侧练习。然后平躺在垫子上放松。

筋膜球放松术

　双手在背后支撑，一只脚搭放在另一侧的膝盖上，将筋膜球放在骨盆外侧位置，前后滚动放松，两侧交替进行。

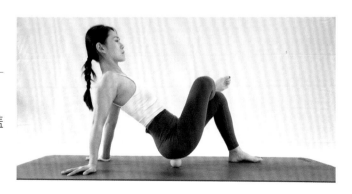

# 臀肌力量启动

　　覆盖在骨盆外侧的肌肉主要聚集在臀部。臀部主要肌群有三层，分别是臀小肌、臀中肌、臀大肌。它们与其他肌肉一起，协助骨盆保持稳定。腿部后伸、外展、外旋等动作都离不开臀肌。

　　因此，锻炼臀肌是必不可少的。轮上桥式能够很好地帮助你找到臀肌启动发力的感觉。

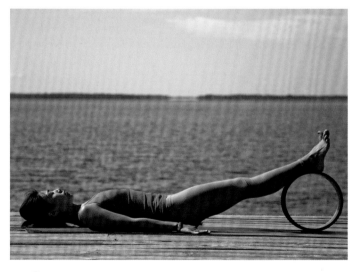

1 仰卧，双脚搭放在瑜伽轮上，双腿并拢。

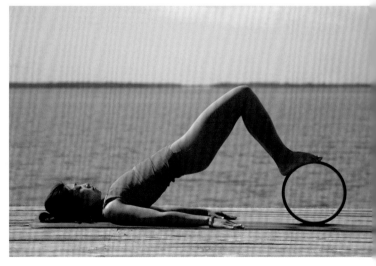

2 吸气时核心肌群发力，将臀部抬起，在最高点停留，头颈和双臂依然停留在地面上。

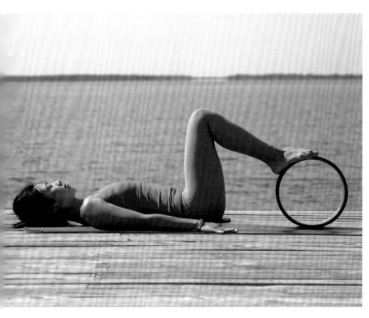

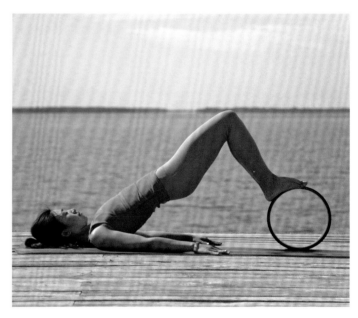

3 呼气时臀部落回地面，屈双膝，大腿垂直于地面，脚心按压瑜伽轮。

4 双脚踩稳，吸气时再次将臀部抬离地面。这一次，胸腔也尽量抬高，只有肩胛骨位置依然保持在地面上，锁骨靠近下巴。这时，必须将臀部收得更紧，才能将髋部继续抬高。

注意：双脚均匀发力，不要将轮踩翻。

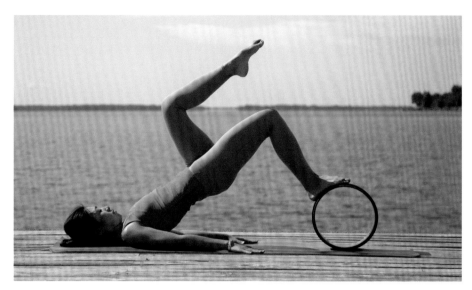

5 呼气时臀部落回地面，右脚踩在瑜伽轮上，左腿在地面上屈膝。吸气时，左腿和臀部同时抬高，保持5~10次呼吸。

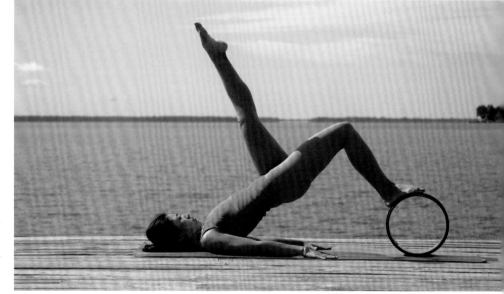

6 试着将左腿伸向天空的方向，尽量伸直，绷脚尖，将臀部带得更高。

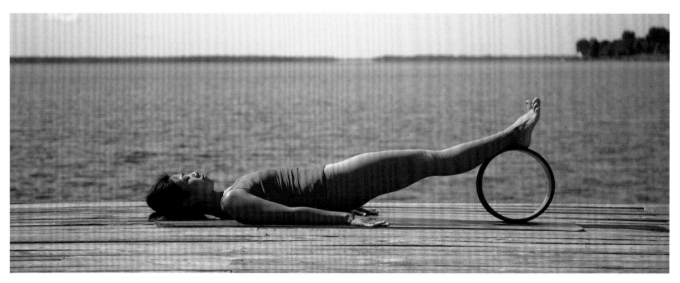

7 呼气时，双腿伸直，双脚脚后跟放在轮上，保持身体平衡，5次呼吸之后，将臀部落回地面。放松片刻后，做反侧练习。

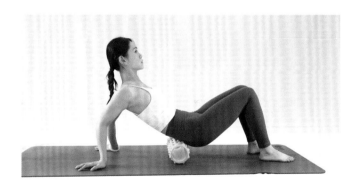

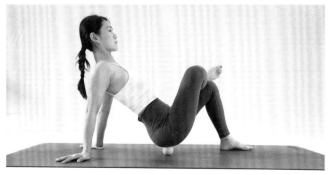

泡沫轴与筋膜球放松术

坐姿，双手在体后撑地，用泡沫轴或筋膜球放松臀部，使用筋膜球时可将右脚搭到左膝上，之后做反侧练习。

# 髋部伸展强化

经过前面几个序列的练习，骨盆带的基本问题都会得到缓解。如果想要进一步强化髋部周围肌群的伸展，加强骨盆带的力量、平衡和稳定，站立练习是一个很好的选择，再加上瑜伽轮特有的辅助性质，体式难度会增强，效果也更加明显。请根据自身状态，量力而行。

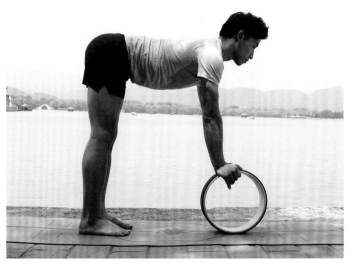

1 站立在垫子上，身体前倾90度，双手抓住瑜伽轮的边缘，尽量让背部平直。

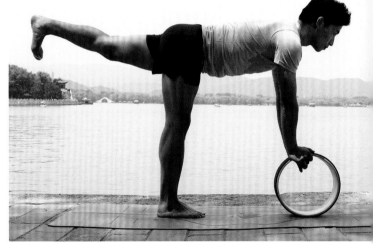

2 重心来到右腿，将左腿向后伸出尽量与地面平行，勾脚尖，保持5次呼吸。

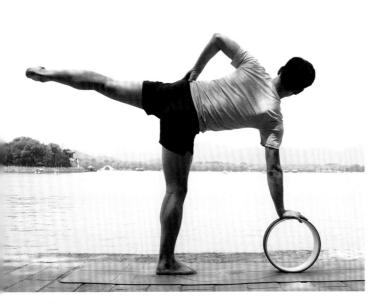
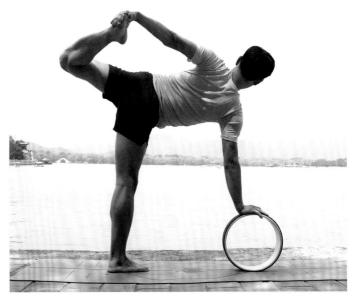

3 左手扶髋，转身向左侧，来到右腿支撑的半月式。右手支撑瑜伽轮，用五根手指的指尖轻轻推住即可，如果开始时觉得不稳定，也可以用手掌推住。尽量让左腿平行于地面，伸展髋关节，勾脚尖，平视前方。

4 如果感到稳定，屈左腿，用左手抓左脚踝，左腿用力向后蹬，感受髋关节的强烈伸展。此时，左肩也有伸展，还能够帮助扩展胸腔。尽量转头看向上方，如果不稳定也可以低头看右手。保持5~10次呼吸。

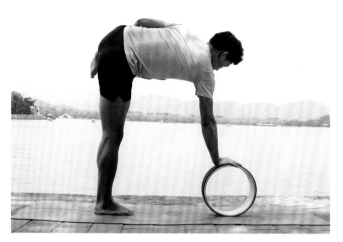 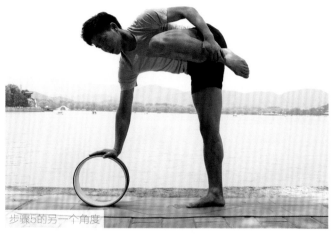

步骤5的另一个角度

5 先回到步骤3的半月式，然后屈左腿，让左膝盖靠近胸腔，左手抓住左脚踝。

注意：胸腔依然展开，不要弓背。

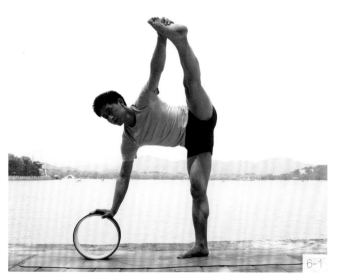 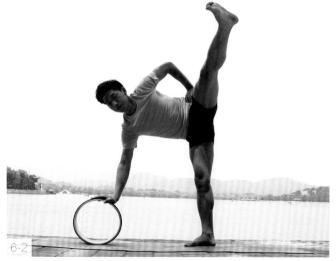

6-1　　6-2

6 左手抓左脚，吸气时向斜上方伸出左腿，尽量伸直。如果感到吃力，也可以抓住腿部。

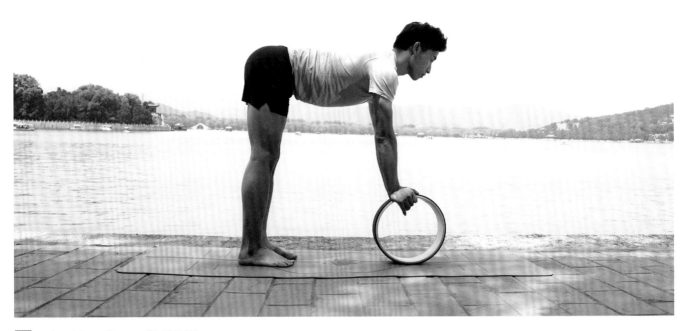

7 呼气时左腿落下，做反侧练习。

泡沫轴放松术

　　侧卧，先用左臂和右手撑地，左腿伸直，右腿屈膝，用泡沫轴放松大腿外侧，然后做反侧练习。

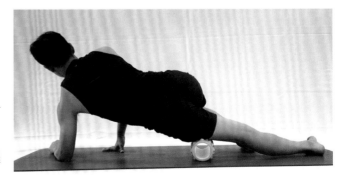

# 骨盆深层肌群启动

　　髂腰肌是通过骨盆内部的大肌群，由髂肌和腰大肌组成。髂肌能够使髋关节屈曲、外旋及内旋；腰大肌能使髋关节屈曲、股骨向前方举起以及外旋。腰小肌位于腰大肌前方，主要作用是辅助腰大肌与髂肌的功能。髂腰肌是深层肌群，靠近骨骼、内脏，同时连接着脊柱与骨盆、骨盆与股骨，有稳定骨盆的作用。

　　本序列的练习通过有效调动这个肌群，锻炼骨盆深层的力量，使骨盆更加稳定。

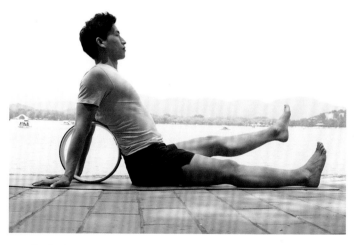

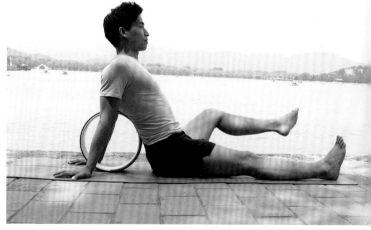

**1** 坐立，微后仰，背部中心轻轻靠在瑜伽轮上，双手分别于两侧斜后方支撑。双腿伸直，勾脚尖。吸气时抬左腿向上，左脚尖向右侧转动，带动左髋内旋。保持几个呼吸。

**2** 保持左脚的高度不变，呼气时脚尖向左侧转动，屈左膝，膝盖向外打开，带动左髋外旋。保持几次呼吸。

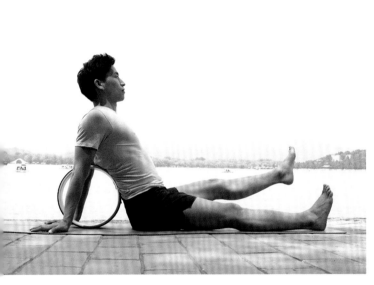 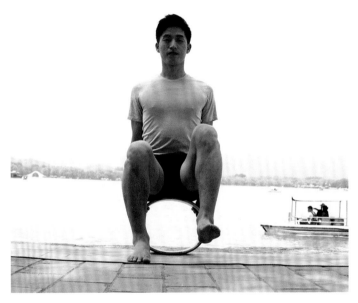

3 呼气时可以让左腿落下，放松几次呼吸。之后再次回到步骤1~2，动态屈伸几次，每次吸气时腿伸直，呼气时弯曲。

4 坐立在瑜伽轮上，保持背部平直。双脚分开与髋同宽，吸气时保持身体不歪斜，提左腿向上，左脚放松，既不勾脚尖也不绷脚尖，感受髋关节深层肌群的启动，保持几次呼吸后落脚放松。

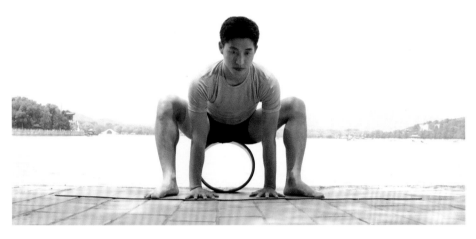

5 双脚分开宽一些，脚尖朝外。呼气时俯身向下，将双手手掌落在垫子上，延伸脊柱向前。如果髋部比较紧张无法落下手掌，可以在手掌下方垫瑜伽砖。

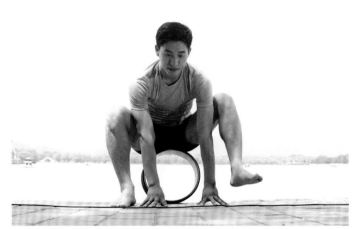

6 吸气时左髋关节收紧，将左脚抬离地面。尽量让手掌保持在垫子上，如果感觉困难可以将掌根抬起。这时髋部感觉会非常强烈，尽量保持5次呼吸。

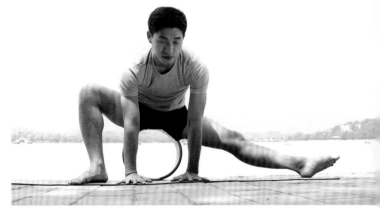

7 吸气，将左腿向左侧伸直。可以在这里保持，也可以做动态的屈伸，吸气时伸腿，呼气时屈膝。

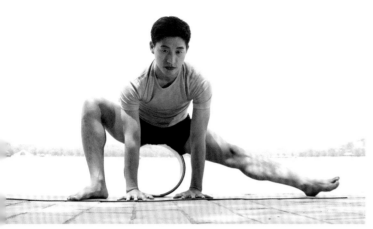 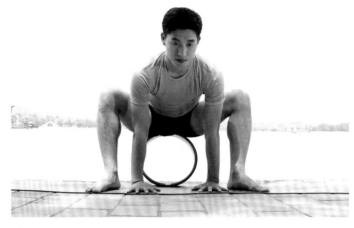

8 保持左腿伸直，呼气时脚尖向前转动，让大腿内旋，吸气时脚尖向后转动，让大腿外旋。动态重复几次，然后落腿放松。

注意：整个练习过程中保持脊柱延伸，不要因为用力而将背部弓起。尽量保持瑜伽轮卡在两个坐骨中间，不要太过偏离。

9 放松几个呼吸后，做反侧练习。

泡沫轴放松术

俯卧，小臂撑地，右腿伸直，左腿屈膝，用泡沫轴滚动放松大腿内侧，然后做反侧练习。

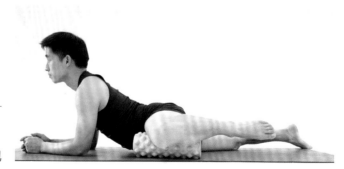

第

# 5

章

# 四肢疗愈

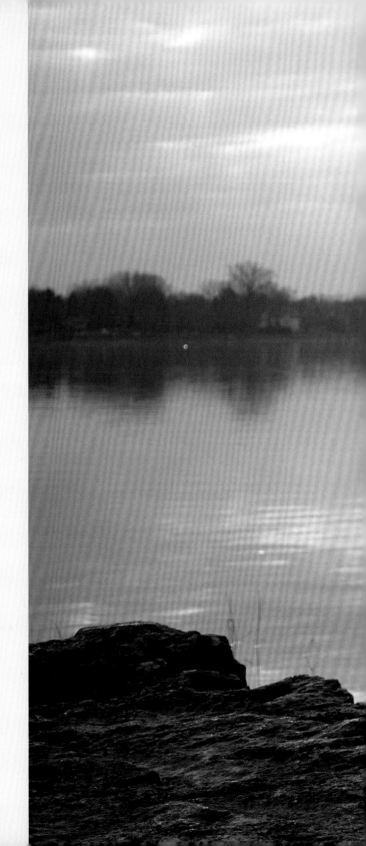

　　除了专业的健身爱好者，大部分人常见的四肢问题是四肢无力或力量不均衡。肌肉无力会导致关节承压过重，造成关节受伤。而力量不均衡——常见的是腿内侧和外侧力量不均——则会导致腿形不正，如X形腿或O形腿。

　　因此，四肢疗愈主要是增强肌肉的力量和柔韧性，让四肢能够均衡发力，保持身体的平衡。

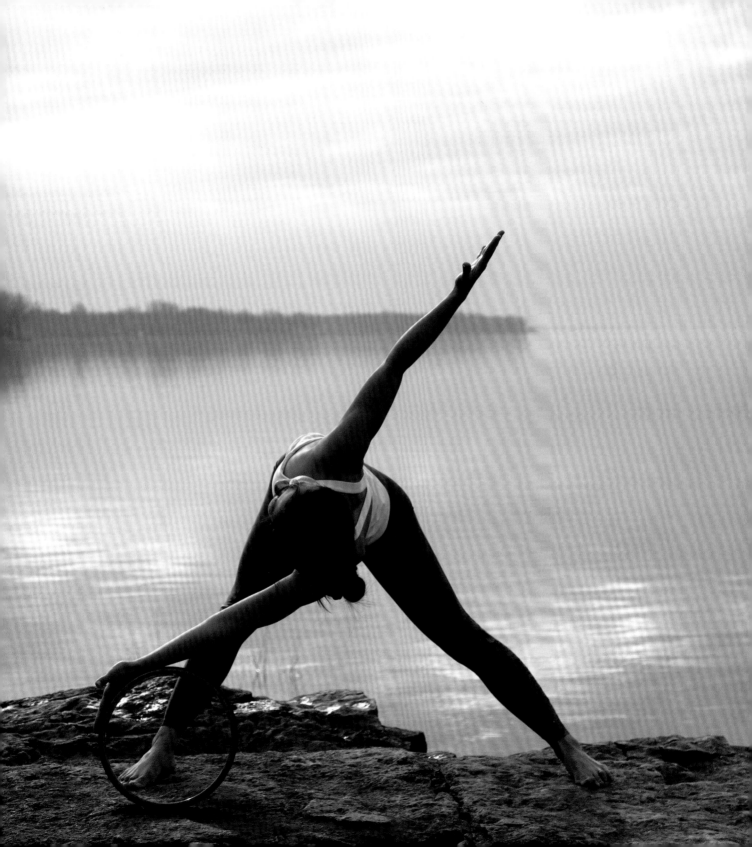

# 腿部力量综合练习

本序列的练习将会作用于你的整个下肢肌群，从腹部直至脚踝。核心体式尤其着重大腿前侧肌群力量的练习，强化腿部屈伸功能。

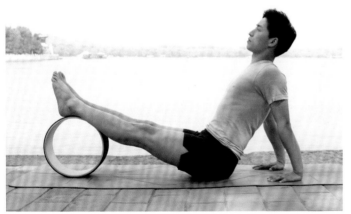

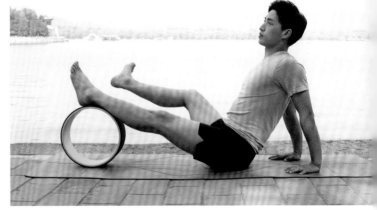

**1** 坐立，上身微后仰，双臂向后伸直，双手支撑地面；指尖朝向身体，距臀部大约10厘米。保持背部挺直，胸腔展开，颈部后侧伸展。双脚搭放在瑜伽轮上。

**2** 吸气时，保持左脚不动，右脚向上抬；微屈右腿，右脚脚尖外转90度，保持回勾，感受髋关节外旋。

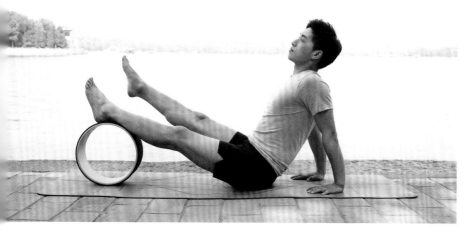

3 呼气时，右腿的高度保持不变，向前伸直，绷脚尖。可以根据呼吸节奏，动态重复步骤2～3多次，使脚踝和髋关节的活动更加灵活，为之后的练习做准备。

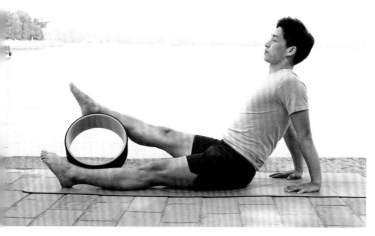

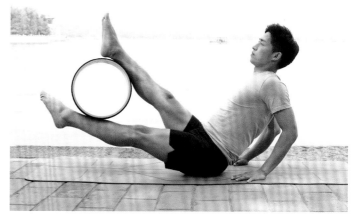

4 双腿伸直，坐立在瑜伽垫上，将瑜伽轮放在双脚中间，绷脚尖，用脚踝内侧夹住瑜伽轮两侧；吸气时收紧核心肌群，用腹部、髋部和大腿发力，将瑜伽轮右侧抬离地面，与地面成45度角，保持5～10次呼吸。

5 继续保持核心肌群发力，呼气时屈臂，上半身后仰一些，将瑜伽轮右侧继续向上抬起直至垂直地面。如果可以的话，左脚也抬离地面。

注意：上半身保持挺直，不要扭曲，右脚如果保持脚踝内侧贴轮困难，可以用脚跟。

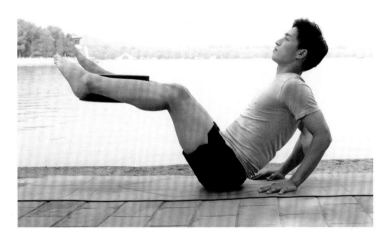

6 上半身保持不动，将瑜伽轮转回，平行于地面，用脚踝内侧夹住瑜伽轮。吸气时核心肌群发力，屈双膝，将大腿拉向腹部，保持5~10次胸式呼吸。

注意：要将胸腔向上提，肩胛骨处不要塌陷。

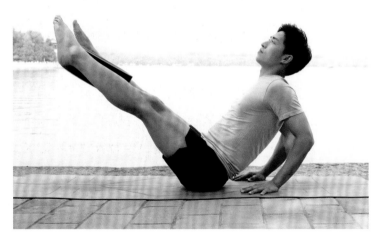

7 呼气时将双腿尽量伸直，与地面成45度角。保持顺畅呼吸。

注意：这是一个强有力的体式，需要很强的核心力量，如果觉得困难，可以保持在上一步屈膝的位置，经过一段时间的练习之后再伸直腿。这个体式对找到船式[1]发力的感觉很有帮助。

---

[1] 船式是瑜伽中一种依靠坐骨和尾骨来平衡身体的姿势，适当练习有助增强腹部和髋屈肌。——编者注

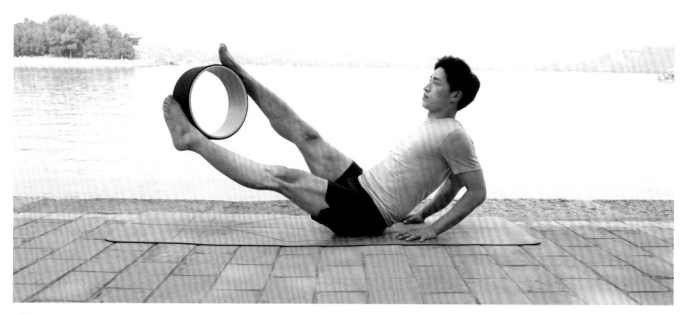

8 在步骤7的基础上，将双腿向左侧倾斜45度，右侧臀部可适当抬离垫子，休息片刻后做反侧练习。

泡沫轴放松术

侧卧，用泡沫轴放松大腿外侧阔筋膜张肌，两侧交替进行。

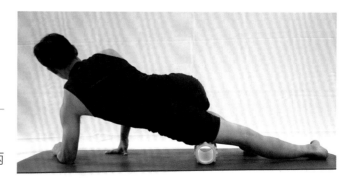

# 下肢力量启动

本序列的练习启动的是整个下肢的力量，包括和腿部紧密相连的臀部。用心体会臀部和腿部不同部位肌肉发力的感觉，对于调整臀形和腿形都很有帮助，还能够强健脚踝力量。

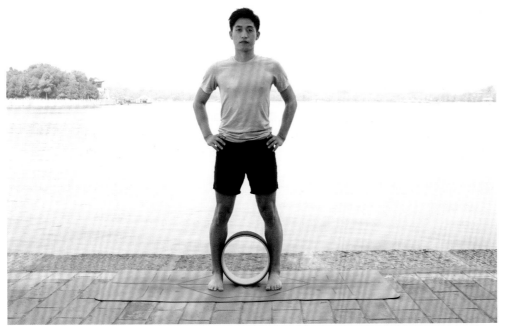

**1** 站立在瑜伽垫上，双手扶髋，双脚分开比骨盆略宽，正好用小腿内侧夹住瑜伽轮。

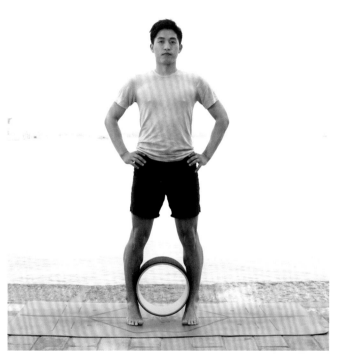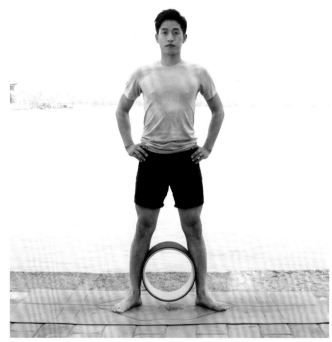

2 目视前方，吸气时抬脚跟向上，将瑜伽轮带离地面约2厘米，收紧核心肌群和整个大腿肌肉，沉肩向下，保持5次呼吸（这里也可以双臂打开侧平举）。

3 呼气时落脚跟，将脚尖向外侧打开约45度，可以用手将瑜伽轮调整到合适位置，继续用小腿夹住轮。

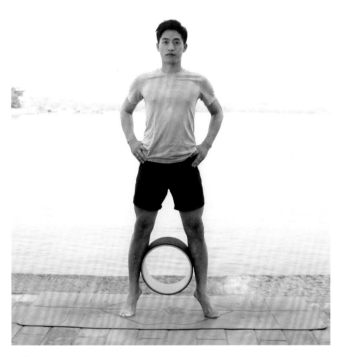
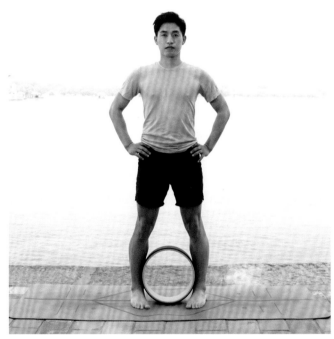

4 双脚脚尖继续保持向两侧打开，吸气时再次提脚跟向上，这时臀部外侧和大腿外侧肌肉启动更加强烈，肩膀放松，保持5次呼吸。

5 呼气时落脚跟，将脚尖向内转动30~45度，双手扶髋，让腿部内侧更好地启动。

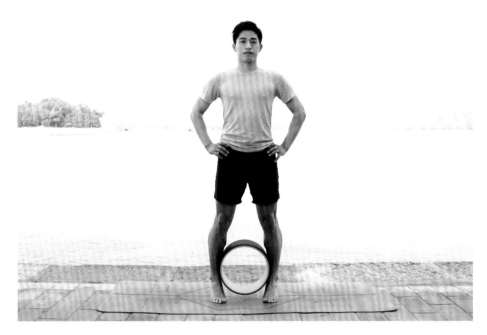

6 吸气时再次提脚跟向上到最高，这时，臀部内侧和大腿内侧的肌肉启动更加强烈，肩膀放松，保持5次呼吸。

筋膜球放松术

侧卧，将筋膜球放在腰臀外侧最酸痛的部位，左腿屈膝，左脚尖着地，前后左右滚动放松腰臀外侧肌群。然后做反侧练习。

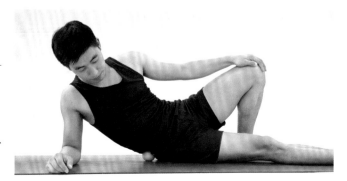

# 改善腿部力量不均衡

大部分人大腿内侧力量比较弱，外侧则会过于紧张。本序列练习的目的是激活大腿内侧的力量，达到腿部力量的平衡。

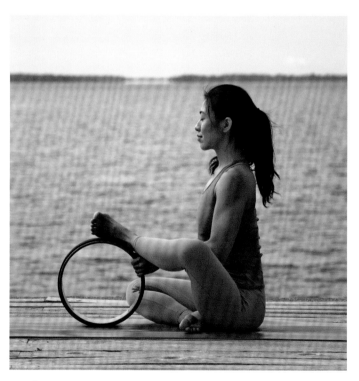

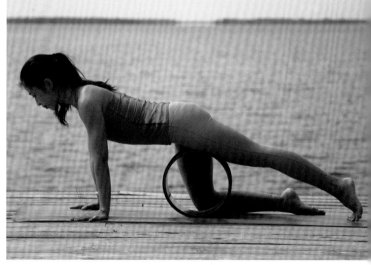

**1** 盘坐在瑜伽垫上，瑜伽轮放在身体前方。将左脚外侧搭放在轮上，勾脚尖，膝盖自然向外打开。吸气时挺直背部向上，让骨盆前倾，感受左臀和左大腿外侧的伸展。保持5~10次呼吸。

**2** 来到四肢支撑，尽量使背部与地面平行。左腿向后伸直，脚尖点地。将瑜伽轮放在左大腿下方，可以前后滚动，放松大腿前侧肌群。

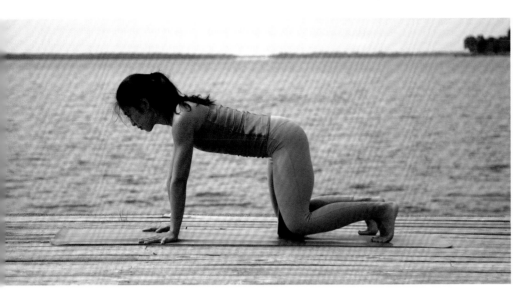

3 回到四肢支撑，双膝贴近地面，用大腿内侧卡住瑜伽轮，脚尖回勾。

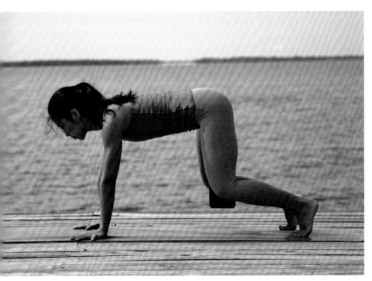

4 吸气时膝盖向上，将瑜伽轮抬离地面约10厘米，启动大腿内侧的力量。可以在这里保持5~10次呼吸，也可以根据呼吸节奏动态重复步骤3~4多次。

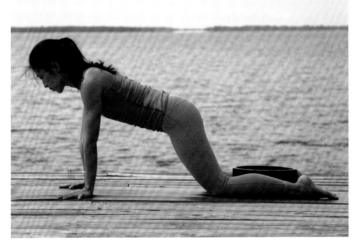

5 呼气时膝盖落地，保持分开，将瑜伽轮平放在小腿之间，用小腿内侧卡住瑜伽轮，绷脚背（也可以调整为瑜伽轮放于两小腿之间，勾脚尖，双膝与地面保持5厘米高度，脊柱延展，上身与地面平行）。

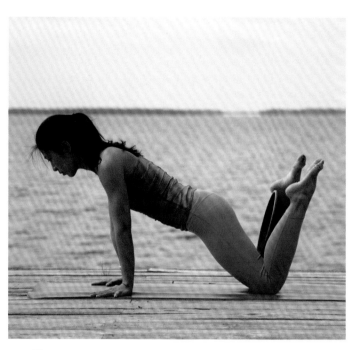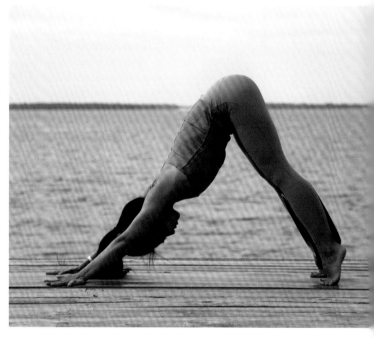

6 吸气时重心前移，将小腿抬离地面，与地面形成
45~60度角。可以在这里保持，也可以根据呼吸
节奏动态重复步骤5~6多次。

**注意：如果感觉膝盖不适，可以在膝盖下方垫上毯子。**

7 呼气，小腿落回地面。然后勾脚尖，吸气时臀部
向上推到下犬式，脚跟抬离地面到最高。小腿继
续保持夹轮的力量不松懈。在这里保持10次均匀的呼
吸，坐骨继续向上推高，延展脊柱。

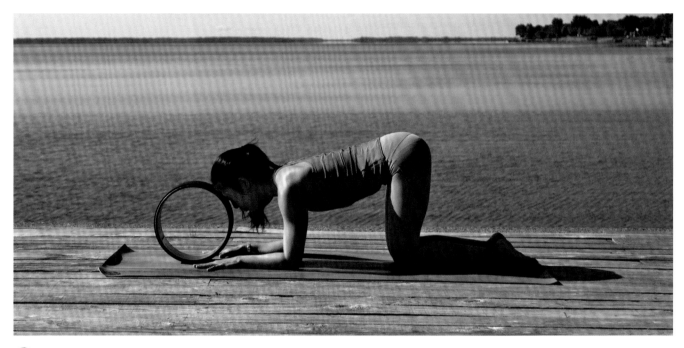

8 呼气，双膝着地，屈双肘，额头轻触瑜伽轮，放松几次呼吸。然后做反侧练习。

泡沫轴放松术

跪立在地面上，小腿交叉，用泡沫轴滚动放松小腿前侧。双腿交替进行。

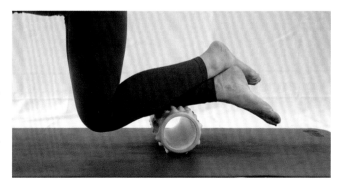

# ④ 手臂力量强化

本序列的练习可以很好地强化手臂力量，改善因肘关节不稳而带来的各种手臂问题。

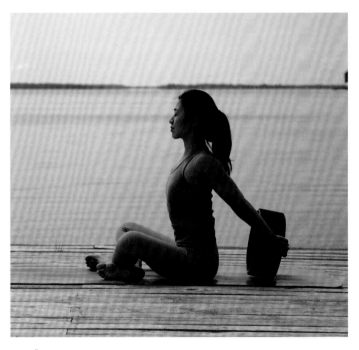

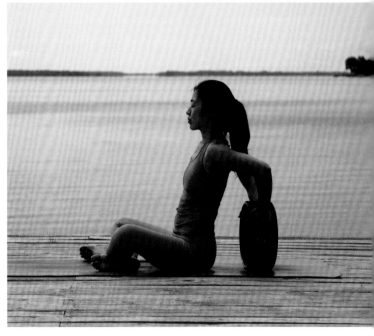

1 盘坐在瑜伽垫上，双手向后伸直，抓住瑜伽轮的远端，肘窝相对。尽量将胸腔向前推出，将瑜伽轮推得离身体远一些。

2 屈肘，用手掌心推挤瑜伽轮的两侧，指尖朝下。将手肘尽量向内夹，激活小臂肌群。

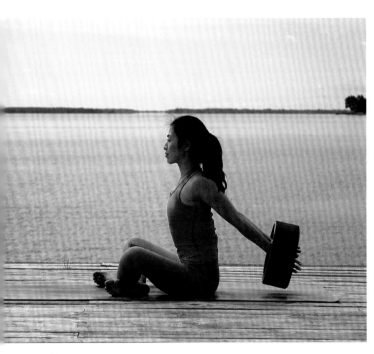 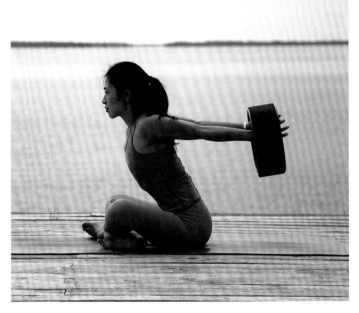

3 双手放于瑜伽轮的内侧，掌心相对，启动大臂内侧肌群，将瑜伽轮微微抬离地面，肩胛骨下沉，避免因耸肩造成颈部不适。

4 在此基础上，试着将上身微前倾，双臂继续上举，直至与地面平行，静态保持3～5次呼吸后回正。

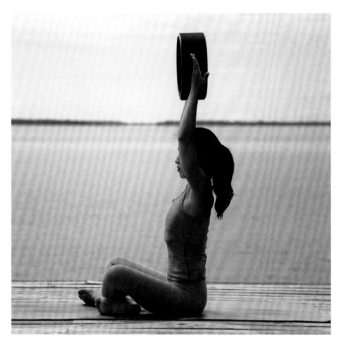

5 将瑜伽轮举到头顶上方，用双手小拇指外侧边缘夹住瑜伽轮，微微屈肘，但要用力向内夹瑜伽轮，以激活大臂和肩膀的肌群（如果用小拇指外缘有困难，可握拳用拳心夹住瑜伽轮）。

注意：肋骨不要外翻，尽量向里收一些。

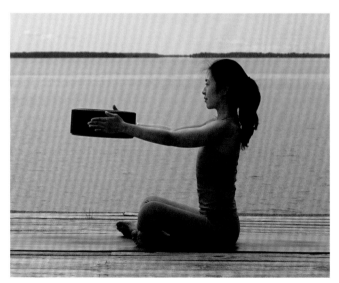

6 手臂向前伸，与地面平行，用掌心夹住瑜伽轮，大臂尽量伸直。

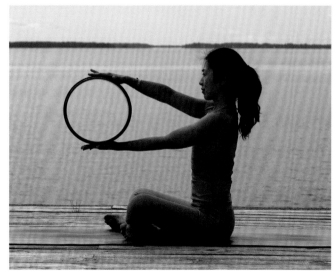

7 保持手臂的力量不放松，右臂向上，左臂向下，将瑜伽轮转为与地面垂直。

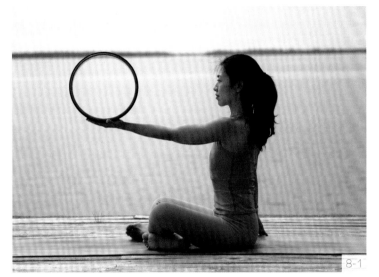

8-1

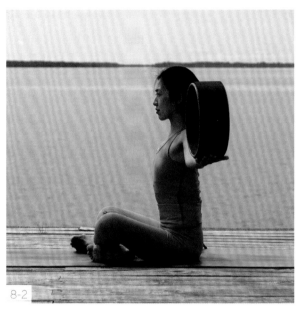

8-2

**8** 松开右手，用左手托举瑜伽轮向外侧打开，如果不够稳定可以用手指抓着瑜伽轮横向打开，注意在伸展过程中肘关节不要超伸，上身端正不歪斜。然后做反侧练习。

筋膜球放松术

盘坐，上身前倾，用筋膜球滚动放松小臂前侧，双臂交替进行。

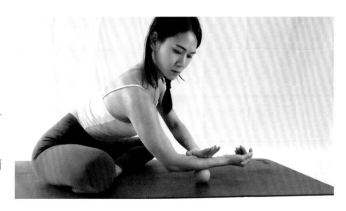

# ⑤ 轮上手臂平衡支撑

　　很多人练习平板支撑的时候很难找到手指发力下压的感觉，他们多把力量放在掌根，长期这样练习会练出腱鞘炎，而且小臂不能有效发力的话，会把力量过多放在肩膀。手压瑜伽轮来练习平板支撑，能够迅速找到手指发力，进而带动小臂发力的感觉，而且对均匀发力和平衡也是一个挑战。

　　本序列将展示瑜伽轮竖放时的练习效果，也可以将瑜伽轮横放大拇指向前，其余四指朝外压住瑜伽轮上方。

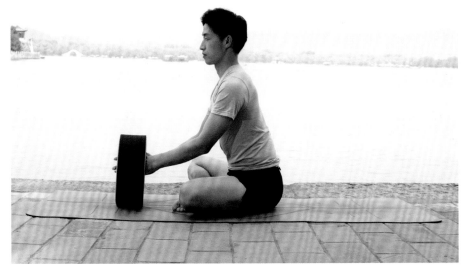

1 盘坐在瑜伽垫上，瑜伽轮置于体前，双手放在瑜伽轮内侧，尝试双臂弯曲，内侧肌群发力，找微屈发力的状态，找到之后就可以尝试下面的练习了。

注意：此体式对改善手肘严重超伸的练习至关重要。

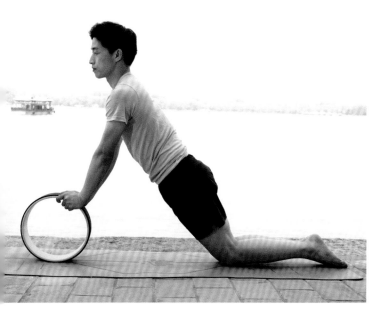 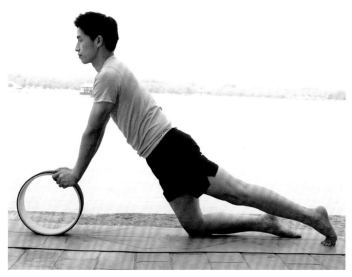

2 将瑜伽轮放在垫子上，转为跪立，身体前倾，手臂伸直，支撑在瑜伽轮上，臀部和腹部核心肌群收紧，背部延展，从膝盖到头顶的位置应成一条直线。

注意：不要耸肩。

3 保持右膝在地面不动，左腿向后伸直，左脚尖蹬地。

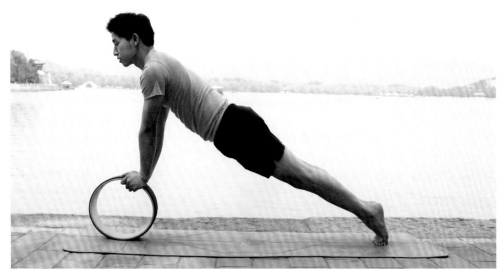

4 左腿用力，核心肌群收紧，慢慢将右腿也向后蹬直，双脚微微分开，来到轮上的平板支撑。

注意：肩胛骨的位置不要塌陷，可以微屈肘，避免手肘超伸，让上肢更好地发力。

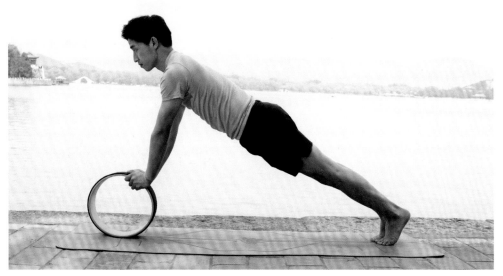

5 身体重心后移，脚后跟向斜下方找垫子，伸展腿部后侧肌群，尽量让身体垂直于手臂。这时手臂发力应更加明显，否则瑜伽轮会滚动，很难保持平衡。保持5次呼吸。

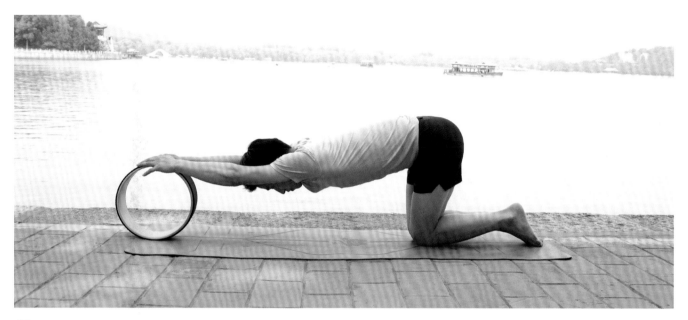

6 呼气时依次将双膝落到地面上。大腿垂直于地面，绷脚背。将瑜伽轮向前滚动，让上半身和大臂有充分的延展空间，保持自然均匀的呼吸，既能放松身体，又能拉伸肩膀和整个手臂的肌群。

泡沫轴放松术

侧卧，将泡沫轴放在大臂和肩关节下方，前后滚动放松大臂外侧，双臂交替进行。

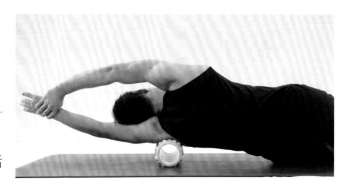

#  小臂腕部肌群修复及力量强化

本序列的练习可改善因小臂力量薄弱、手指不能科学发力而造成的手腕无法稳定，容易疲劳、酸痛，以及肩部代偿造成的肩部疼痛问题。

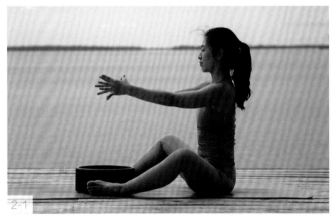

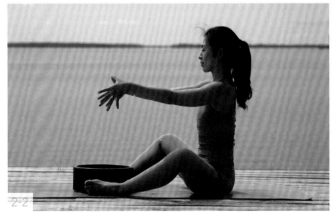

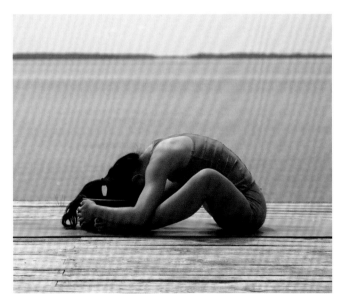

**1** 瑜伽轮置于体前，双脚脚心放于瑜伽轮两侧，上身前倾，让双臂舒适地环抱瑜伽轮的前侧。

注意：双膝尽量放松，双臂内侧拉长。

**2** 挺直上身，双臂平行伸出，手指张开上下左右活动腕部，为接下来的负重练习做好准备。

注意：脊柱延展，骨盆摆正，为上肢的练习找到根基。

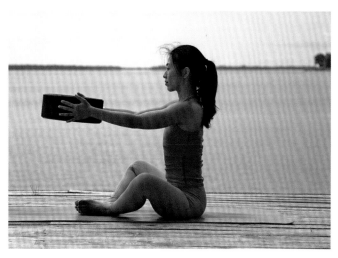
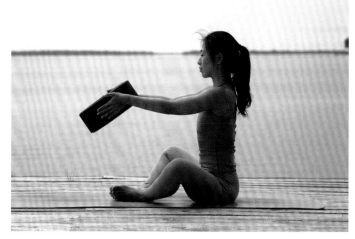

3 双手举起瑜伽轮，手指大大张开，掌心向中间用力，保持瑜伽轮与地面平行。

注意：瑜伽轮在掌心时不要耸肩，要更多地关注小臂内侧的用力。

4 保持脊柱充分延展、双臂平行地面的同时，双手带动瑜伽轮向下倾斜，如果手腕没有过分不适可适当上下动态移动。

注意：保持双臂稳定不耸肩。

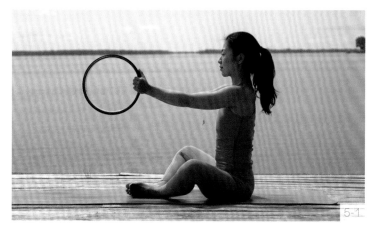

5-1

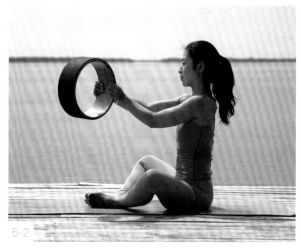

5-2

5 双臂保持不动，手腕带着瑜伽轮上下移动，然后试着用腕关节左右移动瑜伽轮或划圆练习。

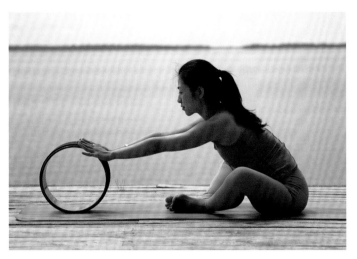

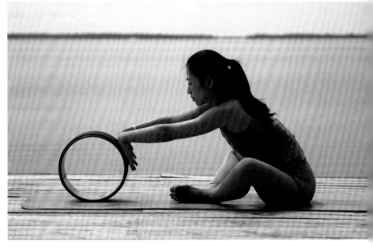

6 瑜伽轮放于地面，双手放在瑜伽轮的斜上方，小臂下沉，拉伸指深屈肌。

注意：肘窝相对，颈部向上拉伸。

7 在盘坐的基础上转换手臂拉伸位置，掌心朝向自己，手指指尖向下，拉伸小臂及指深肌群。

注意：腕部、尺骨或桡骨有伤者可跳过步骤7。

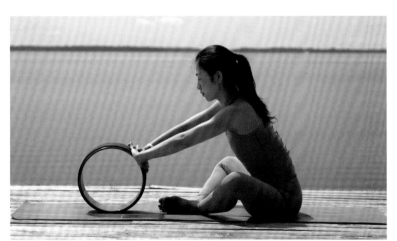

8 双手十指交叉放在瑜伽轮斜上方，掌心推动瑜伽轮的同时，手腕悬空让双手掌根更多地向前移动，充分拉伸小臂及腕部肌群。

注意：如果腕部压力过大可适当调整手腕拉伸强度。

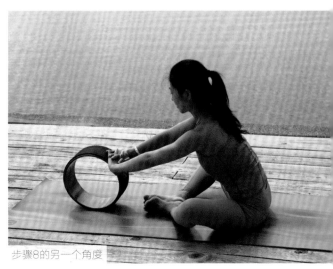

步骤8的另一个角度

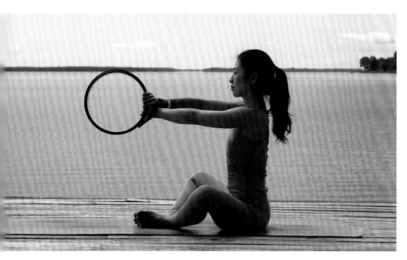

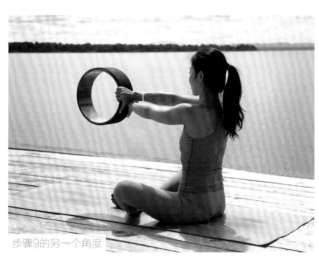

9 右手抓瑜伽轮左侧，左手抓瑜伽轮右侧，带起瑜伽轮，双臂与地面平行（也可以上下活动手腕）。

步骤9的另一个角度

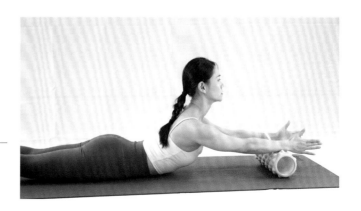

泡沫轴放松术

俯卧，用泡沫轴滚动放松小臂的内外侧。

#  四肢强化练习

　　在轮上做战士式[1]是很有挑战性的，需要大腿内外侧力量均匀稳定，且大腿内侧充分启动，才能够踩在轮上并保持稳定。本序列的练习先充分伸展和激活四肢肌群，然后通过轮上的战士式一（137页步骤6）和二（136页步骤5）增强肌肉的耐力。有练习基础的人可以延长呼吸的时间和深度，多保持一段时间。

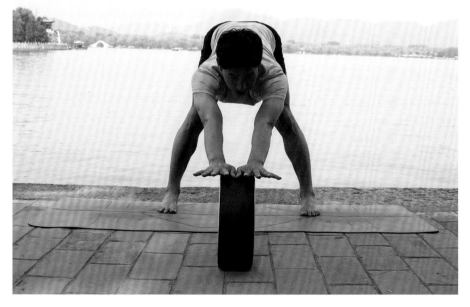

**1** 双脚大大分开，上身前倾，瑜伽轮放于双肩下方，双手推动瑜伽轮向前滚动，保持背部延展。

注意：双膝伸直不弯曲，大腿内侧启动，保持双脚稳定。

---

① 战士式是经典的站姿类瑜伽体式，共有三式，能活动全身筋骨，加强腿与腰腹核心力量。——编者注

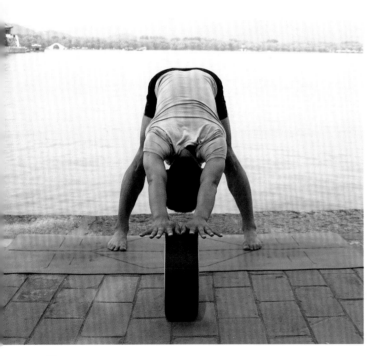

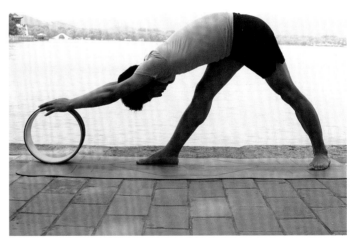

2 低头，让双臂拉伸得更加充分，臀部上提，双腿腘绳肌拉伸的同时稳定髋部。

3 双手推动瑜伽轮来到右腿前侧，脊柱延展，向右扭转上身，双肩下沉，右脚内扣，同时腹部内收。

注意：右膝不要弯曲，拉伸手臂时放松肩颈。

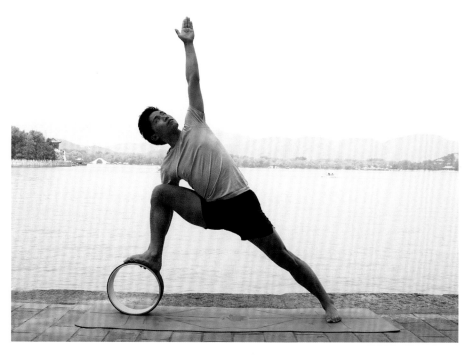

4 将瑜伽轮拉回，试着将右脚放于轮的顶端，右手抓轮保持稳定，左臂上举，伸直左腿。

注意：不要翘臀。此体式和后续体式的练习对平衡有一定要求，刚开始练习或自身平衡能力弱的人应谨慎尝试，以免造成伤害。

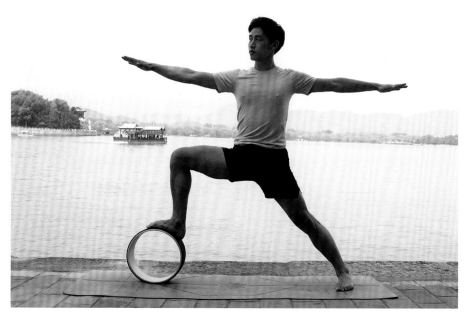

5 在上一个体式基础上，慢慢松开右手，抬起上身，双臂平举，眼睛看向右手指尖的方向，保持重心稳定，专注当下腿部用力和上身延展的感受。

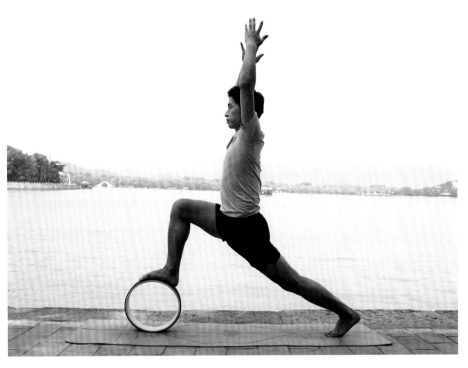

6 上身慢慢右转，双手抓轮，保持身体稳定，然后双臂上举，左脚跟提起，保持几次呼吸之后回正。做反侧练习。

注意：此练习有相当难度，对身体平衡和双腿力量都有很高要求，要量力而行，切不可勉强为之。

泡沫轴放松术

俯卧，小臂撑地，用泡沫轴小范围滚动放松髋部前侧和大腿前侧肌群。

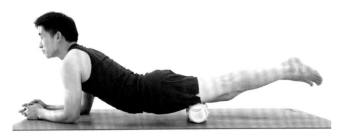

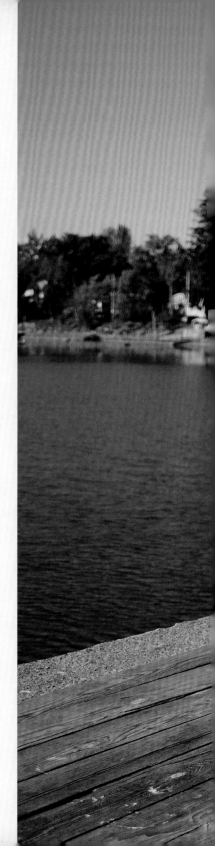

第

# 6

章

# 补充运动方案

　　人体是一个整体，各部位相互关联。当身体某个部位出现问题时，并不是某一块肌肉或某一个关节的问题，而是几个部位联动产生的。例如，要解决颈椎疼痛问题，除了放松颈部并加强颈部周围肌群的力量，还要放松肩膀，尤其是肩膀上方与颈部关联的肌群。

　　这还算是比较明显的，有时候问题和原因真的相距甚远。例如，腰椎疼痛可能是因为脚趾外翻。因此，当我们在疗愈自己的身体时，需要具备整体性的眼光，而非头疼医头脚疼医脚。

　　本章列举了一些常见的身体症状，还配合前面章节的内容整理出了一些综合性运动方案，大家可以每天练习一两次，每次10分钟左右，有助缓解不适。

　　但要注意的是，身体是一个复杂的整体，如果疼痛剧烈且长期存在，请务必去医院检查治疗。

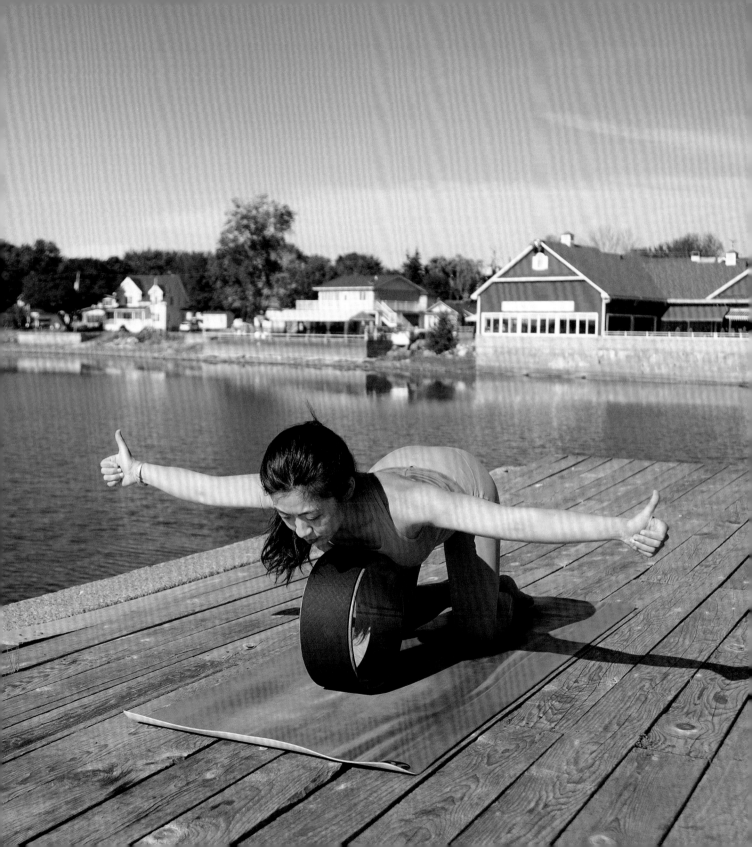

# 肩颈僵硬酸痛

现代人长时间使用手机、电脑等电子产品，容易出现肩颈酸痛、僵硬等问题。这是因为颈椎长期劳损、骨质增生、椎间盘突出、韧带增厚，导致颈椎脊髓、神经根或椎动脉受到压迫，进一步引发了各种症状。颈椎病的症状并不一定局限在颈部周围，也可能会波及全身。眩晕、头痛、耳鸣、视力模糊、恶心胸闷，甚至四肢麻木等都有可能是颈椎病导致的。

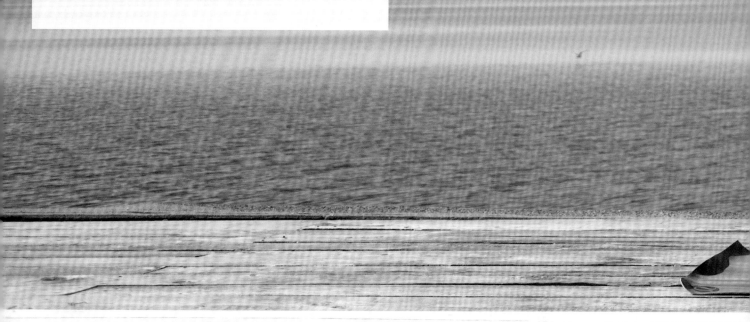

**训练方法：**

 开始 >> 颈椎强化，拯救"低头族" 详见28页 >> 强化呼吸肌，改善呼吸能力 详见24页 >>  结束

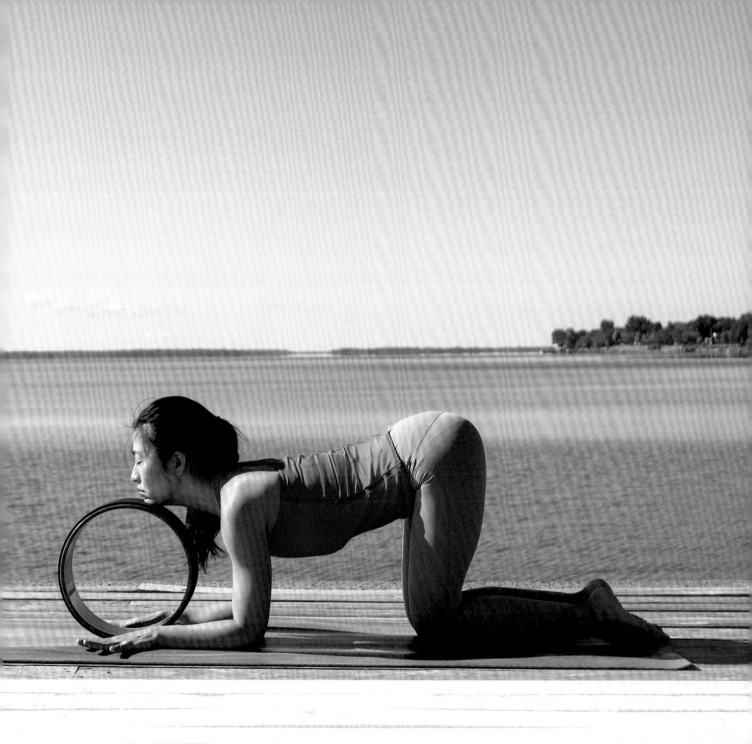

# 驼背

　　胸椎后凸引起的脊柱变形即为驼背。以前多见于老年人，但现在越来越年轻化。长期伏案工作、学习等是导致驼背最常见的原因。长此以往，背部肌肉无力，胸肌却越来越紧，还可能引发腰椎代偿，导致前凸。想要纠正驼背，就需要加强背部肌群的力量，同时伸展胸肌和前侧韧带。

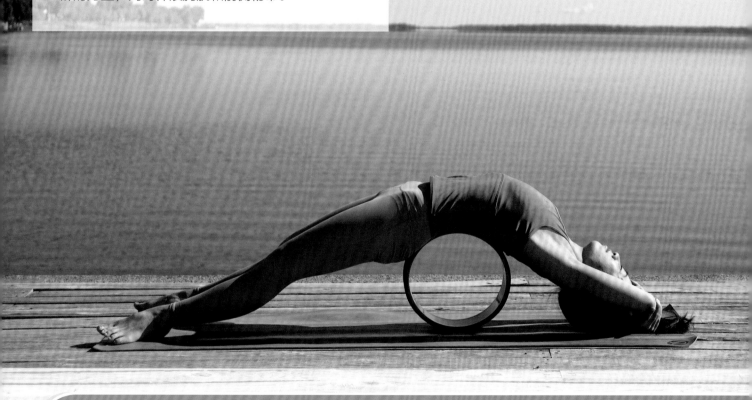

**训练方法：**

 开始 》》 强化呼吸肌，改善呼吸能力<br>详见24页 》》 脊柱侧屈灵活度练习<br>详见32页 》》 恢复脊柱柔韧性，挑战核心平衡<br>（步骤1~5）　详见40页

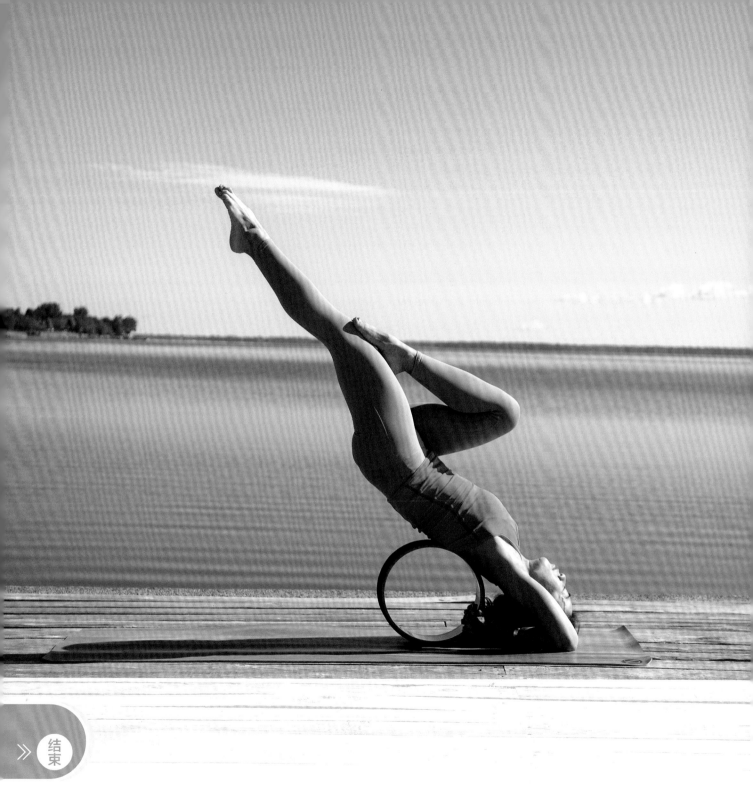

# 肩周炎

肩周炎又称为粘连性关节囊炎、肩关节周围炎、五十肩、肩凝症、冻肩症等，是指肩关节的关节囊发生粘连，导致整个肩膀活动的角度受限，且可能伴随疼痛。

肩周炎好发的族群有：中年女性，许多家务需要用到手臂上举的动作，因肩关节使用过度而发生病变；手臂骨折受伤上石膏的人，因肩关节受伤，怕痛而不敢活动，久而久之造成肩关节囊粘连；做过脊椎手术的人，以及某些疾病患者如颈神经根病变（骨刺或是椎间盘突出压迫颈神经）、糖尿病、甲状腺疾病和曾接受过心脏手术、乳腺癌手术者等。

肩周炎想要康复，除了进行瑜伽锻炼、恢复肩关节筋膜组织和韧带组织活动性以外，也要减少手提重物，避免不当姿势，如突然举肩过高或以上臂当枕头的动作。

**训练方法：**

  开始 >> 改善肩关节活动受限
详见62页 >>  肩袖内侧肌群拉伸综合练习
详见66页 >>   结束

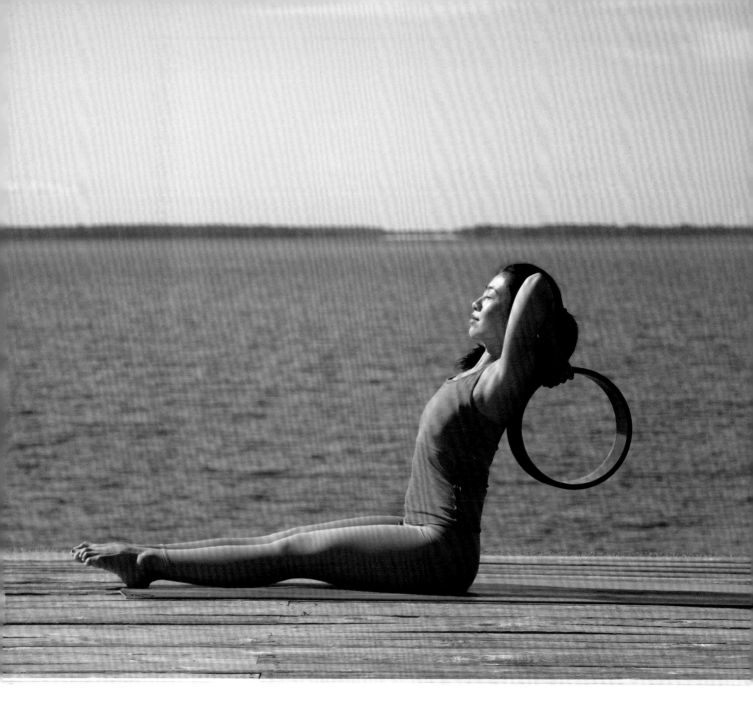

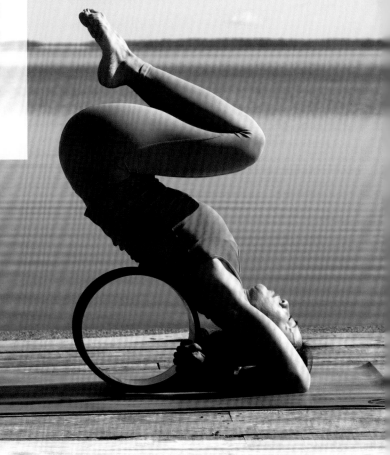

# 腰背部疼痛

　　现代人十有八九都背负着各种各样的压力，而当压力来临时，最快接收到讯号的就是我们的背部。人的精神如果长期紧张，会影响到血液循环，整个背部也会很僵硬，时间长了就会有疼痛感。因此，我们首先要通过一些体式锻炼呼吸肌群，再通过一些轻柔后弯体式扩展胸腔，改善呼吸，放松神经系统。当呼吸得到改善，紧张的感觉被消除，背部自然会得到舒缓放松，疼痛也会逐渐消失。

**训练方法：**

 开始 》》 **强化呼吸肌，改善呼吸能力** 详见24页 》》 **恢复脊柱柔韧性，挑战核心平衡（步骤1～5）** 详见40页 》》 **脊柱扭转，预防胸椎及腰椎小关节错位** 详见44页

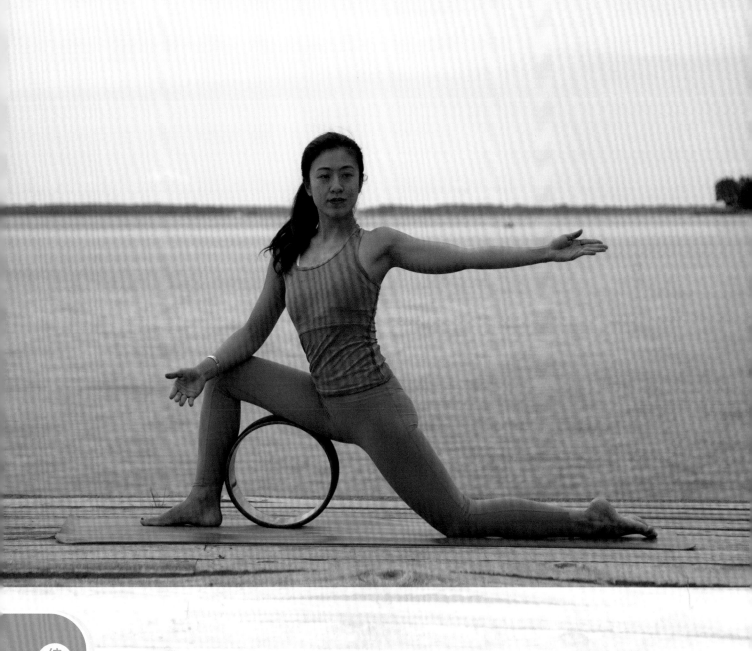

# 四肢冰凉

　　血管会因为气温下降而收缩，导致血液回流能力减弱，使手脚（尤其是指尖、脚尖）等部位血液循环不畅，出现手脚冰凉的情况，心脏功能较弱的人也容易有四肢冰凉的情况。

　　运动本身就能增加肌肉比例，改善新陈代谢，令血液循环变好。瑜伽更是能够让人运动到末梢，从足尖到指尖的伸展，进而更有效地改善循环，练完之后会感到手脚发热。除了运动外，还需要补充维生素$B_{12}$和铁，可以多摄入红肉（牛羊肉等）、栗子、木耳和姜等食物。

**训练方法：**

 开始 》 肩胛带力量启动 详见54页 》 肩胛带力量强化 详见58页 》 腿部力量综合练习 详见110页 》 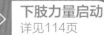 下肢力量启动 详见114页  》  结束

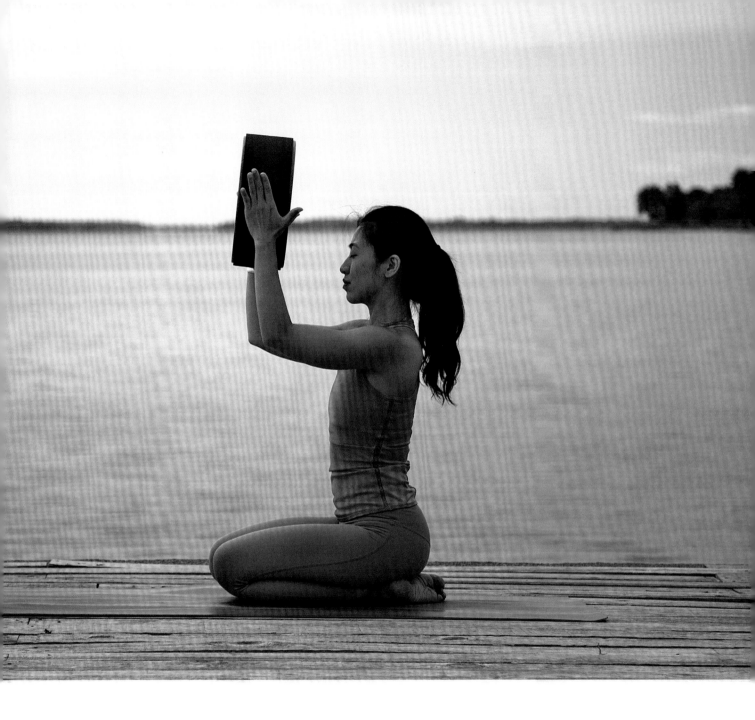

# 习惯性岔气

"岔气"一般是指急性胸肋痛。剧烈运动时，肌肉可以很快就被动员起来，然而让肺部突然吸入大量空气来满足身体运动所需是比较困难的。在交感神经的刺激下，负责呼吸的肌群——肋间肌和膈肌——会因为太过紧张而产生痉挛。当肋间肌痉挛时，两侧肋骨就会疼痛；当膈肌痉挛时，肋骨的底端会疼痛。

因此，在没有充分热身的情况下开始剧烈运动，或者是吸入了很冷的空气时，都会导致呼吸肌痉挛，造成岔气。

**训练方法：**

开始 >> 改善腰椎僵直 详见20页 >> 强化呼吸肌，改善呼吸能力 详见24页 >> 结束

# 产后腹直肌衰弱

由于孕期腹部膨胀，腹直肌除了被拉长以外，还会从中线处分离，这就是所谓的"腹直肌分离"了。这个问题是可以修复的，并且是一个典型的需要强烈刺激肌肉和筋膜进行收缩从而达到理疗目的的例子。需要让腹部从浅至深的肌肉都有力，像"腰带"一样紧束腹部。

需要注意的是，产后不能立即通过做卷腹的动作来练习腹直肌，否则容易加剧腹直肌向两边分离的状况，要在脊柱延展的前提下锻炼腹直肌。

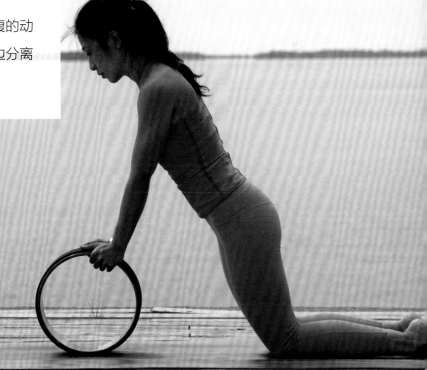

**训练方法:**

开始 » 轮上山式，延伸整个脊柱 详见36页 » 轮上手臂平衡支撑 详见126页 » 结束

# 产后臀部变宽

很多新妈妈产后都有疑问：为什么明明体重减下来了，腰也细了，感觉可以再穿以前的裤子，可是却卡在髋部上不去？其实，这并非是单纯的脂肪堆积，而是骨盆出现问题了！

对于骨盆来说，孕期身体分泌的耻骨松弛剂会让耻骨联合慢慢变得松弛，盆底肌也变得松弛，为分娩做充足的准备。如果产后不做好修复，被扩宽的骨盆很难自然复原，不仅会导致"妈妈臀"，严重的还会导致妇科疾病。因为松弛的骨盆无法收紧到产前的状态，所以臀部会变得扁平、宽大。骨盆作为连接上躯干和下躯干的重要结构，长此以往，还会导致腰部变形，膝盖以下的腿部扭曲，形成O形腿。

因此，修复骨盆对于改善产后臀部变宽至关重要。

**训练方法：**

 开始 >>  盆底肌力量强化 详见84页 >>  缓解髋关节僵硬 详见88页 >>  改善骨盆倾斜 详见92页 >>  结束

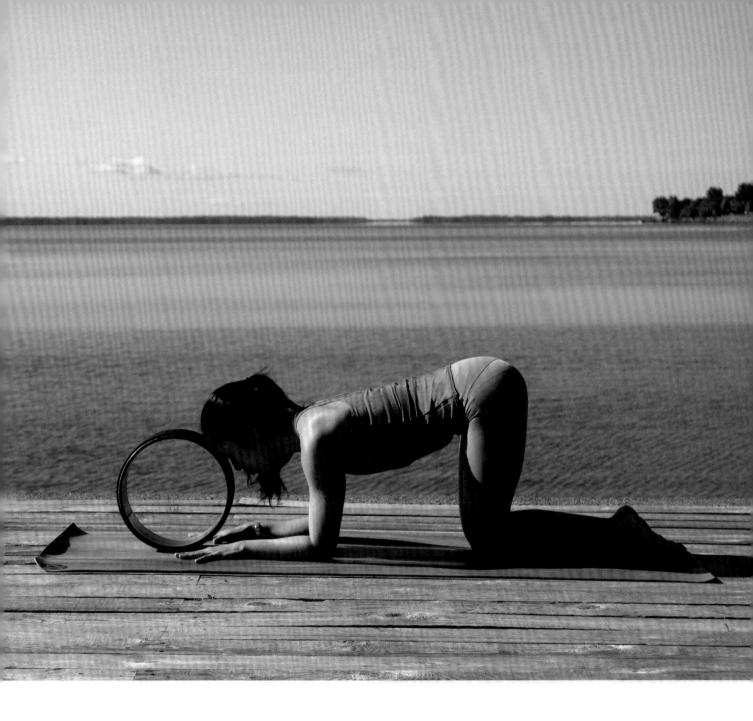

# 产后尿失禁

尿失禁主要是盆底肌松弛导致，而导致盆底肌松弛的原因有很多，生育是最重要的原因之一，因此尿失禁多发于产后妇女。另外，呼吸模式错误、肥胖、体态不正或久坐都可能会导致盆底肌松弛，因此，任何年龄段的人都需要增强盆底肌的力量。

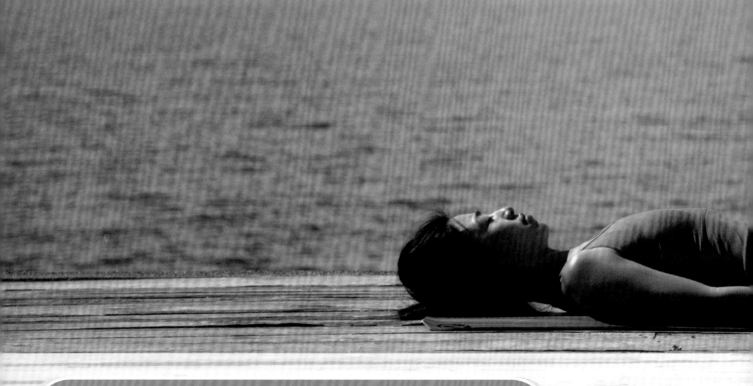

**训练方法：**

 开始 》》 盆底肌修复 详见80页 》》 盆底肌力量强化 详见84页 》》 臀肌力量启动 详见96页 》》  结束

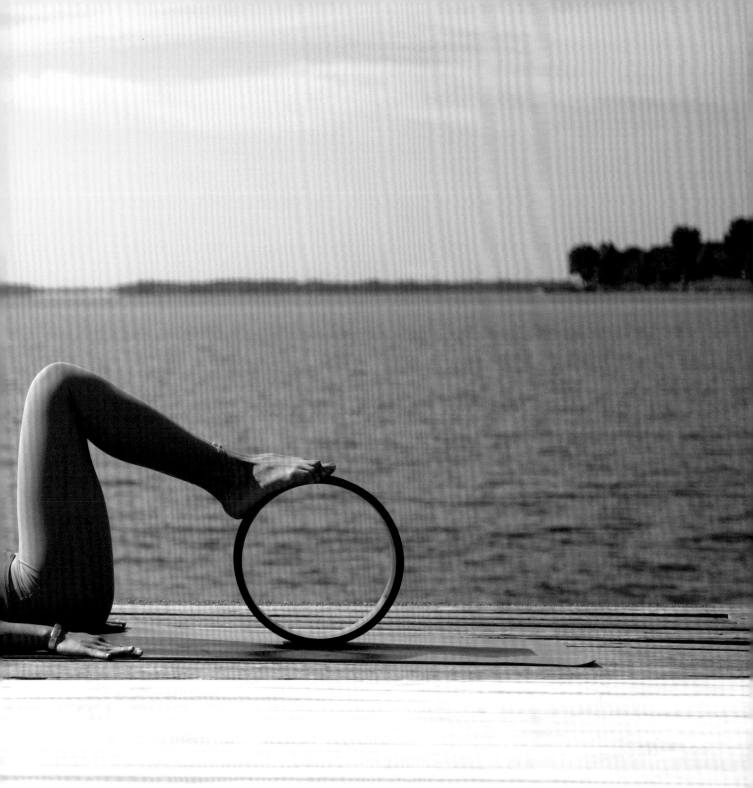

# 膝关节慢性疼痛

膝关节疼痛可能有很多的种类和原因，慢性过度使用损伤是最常见的。它的发病周期长，可以表现在膝关节下侧、前侧或内外侧。想要缓解疼痛，不能只着眼于膝关节周围的肌肉骨骼组织，而是要保证整个下肢运动链的稳定和功能协调，包括核心肌群、臀部、腿部和脚踝。

锻炼腿部力量，尤其是股四头肌的力量，对于膝关节疼痛及功能下降有一定的辅助治疗作用。

训练方法：

 开始 >> 下肢力量启动
详见114页 >> 改善腿部力量不均衡
详见118页 >>  结束

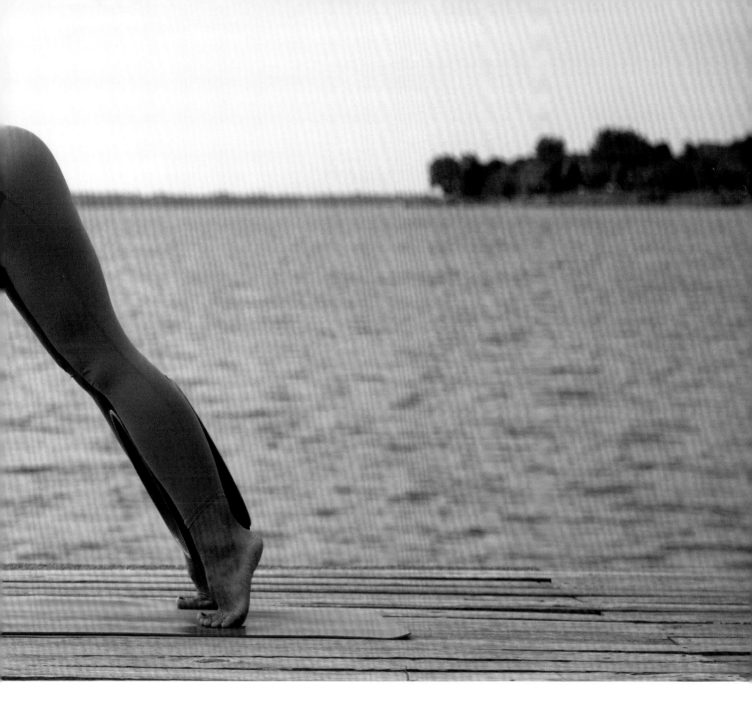

# 网球肘

　　肘关节由肱骨下端、尺骨、桡骨上端构成，其中起重要作用的是尺骨和肱骨之间的连接（肱骨滑车和尺骨鹰嘴之间的连接），肘超伸会使尺骨鹰嘴不断与肱骨滑车摩擦，导致关节受损发炎（即网球肘）。而肘超伸其实是因为关节前后两侧的肌肉太松弛，受力时前后空间不一致，没有起到固定手臂的作用导致的。

　　它是由多次的、长期的错误运动习惯导致，会造成软骨磨损，进而导致疼痛或肌肉痉挛，削弱关节活力，还有可能会使人陷入麻木无知觉的状态。

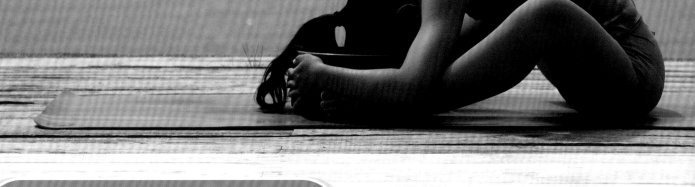

**训练方法:**

 开始 ≫ 小臂腕部肌群修复及力量强化
详见130页 ≫  结束

# O形腿

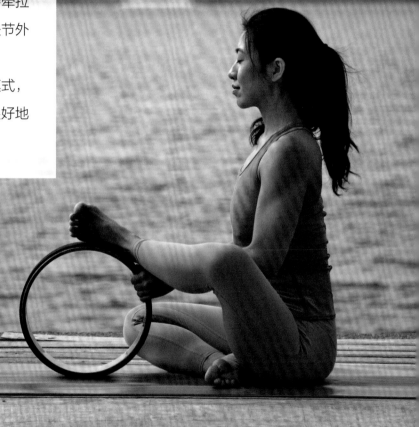

　　形成O形腿最直接的原因就是走姿、站姿、坐姿不规范及一些运动不注意。走路外八字脚、稍息姿势站立、长期穿高跟鞋、盘坐、跪坐、蹲马步等，都会给膝关节向外的力量，而这种力量会牵拉膝关节外侧副韧带，长期如此，就会导致膝关节外侧副韧带松弛而内侧副韧带紧张。

　　此组练习可以针对性改善长期不良运动模式，放松大腿外侧，启动大腿内侧肌群的力量，很好地改善O形腿问题。

**训练方法：**

 开始 》 腿部力量综合练习
详见110页 》 改善腿部力量不均衡
详见118页 》  结束

# X形腿

　　X形腿，又叫"膝外翻"，是指以下肢自然伸直或站立时，双膝能相碰，双足内踝分离而不能靠拢为主要表现的畸形。X形腿的成因很多，先天遗传、后天营养不良、幼儿时期坐或走的姿势不规范等，都有可能造成股骨内收、内旋和胫骨外展、外旋等骨关节异常。

　　此组练习能够放松大腿内侧肌群，锻炼大腿外侧肌群的力量，很好地改善X形腿的问题。

**训练方法：**

 开始 >> 腿部力量综合练习 详见110页 >> 下肢力量启动（跳过步骤5~6）详见114页 >>  结束